中国石油和化学工业优秀出版物奖（教材奖）一等奖

高职高专"十二五"规划教材

医学遗传学基础

第二版

王小荣　主编

化学工业出版社

·北京·

遵从医学遗传学的发展和固有的内容体系，并紧跟其最新发展，《医学遗传学基础》（第二版）在第一版的基础上进行了适当修改和补充，不但全面、系统地介绍了遗传学的基本概念、基本原理、基本方法等，也对阅读材料进行了全面更新，更体现知识的趣味性和前沿性。并增添了练习题答案，便于学生复习自测。本书共分九章，内容包括绪论，遗传的细胞基础，人类染色体与染色体病，遗传的分子基础，单基因遗传与单基因病，多基因遗传与多基因病，肿瘤遗传，遗传病的诊断、防治和优生学，常见遗传病以及实验指导。

　　本书文字精练，图文并茂，通俗易懂，适合高职高专、中职临床、护理、助产、检验、药剂等相关医学专业使用。

图书在版编目（CIP）数据

医学遗传学基础/王小荣主编．—2版．北京：化学
工业出版社，2013.7（2014.7重印）
高职高专"十二五"规划教材
ISBN 978-7-122-17329-4

Ⅰ.①医…　Ⅱ.①王…　Ⅲ.①医学遗传学-高等职业
教育-教材　Ⅳ.①R394

中国版本图书馆 CIP 数据核字（2013）第 097061 号

责任编辑：旷英姿　郎红旗　　　　　　　　装帧设计：尹琳琳
责任校对：宋　夏

出版发行：化学工业出版社（北京市东城区青年湖南街13号　邮政编码100011）
印　　刷：北京永鑫印刷有限责任公司
装　　订：三河市宇新装订厂
787mm×1092mm　1/16　印张10¾　字数248千字　2014年7月北京第2版第2次印刷

购书咨询：010-64518888（传真：010-64519686）　售后服务：010-64518899
网　　址：http://www.cip.com.cn
凡购买本书，如有缺损质量问题，本社销售中心负责调换。

高职高专"十二五"规划教材
《医学遗传学基础》
（供临床、护理、助产、检验、药剂等相关医学专业使用）

主　编　王小荣

副主编　闫敏辉　王光亮

编　者　（按姓名笔画排序）

王小荣	永州职业技术学院
王光亮	邢台医学高等专科学校
闫敏辉	娄底市卫生学校
李新伟	漯河医学高等专科学校
周玉金	南阳医学高等专科学校
赵忠桂	湖南环境生物职业技术学院
郭建荣	廊坊市卫生学校
唐鹏程	永州职业技术学院

前　言

　　《医学遗传学基础》（第一版）自 2008 年 1 月出版后，得到广大师生的充分肯定，认为本教材的内容体系及具体内容科学、合理，深入浅出，便于学生理解和掌握。但为了进一步深化改革，提高教材质量，又鉴于使用年限较长且教材中个别数据资料陈旧，遗传病概念应该重新确定等因素。对第一版进行了修订，（1）修订了教材中个别错误和完善个别概念；（2）顺序做了个别调整，使内容衔接更合理，教学更流畅；（3）增加一些前沿性且与临床联系较大的知识；（4）调整练习题、并提供了练习题答案。

　　《医学遗传学基础》（第二版）保持了第一版内容体系，也充分体现了第一版的特点并做到了文字精练，图文并茂，通俗易懂。

　　全书共分九章：第一章、第二章由湖南环境生物职业技术学院赵忠桂编写；第三章由邢台医学高等专科学校王光亮编写；第四章由娄底市卫生学校闫敏辉编写；第五章由南阳医学高等专科学校周玉金编写；第六章、第七章由廊坊市卫生学校郭建荣编写；第八章及实验内容由漯河医学高等专科学校李新伟编写；第九章由永州职业技术学院医学院唐鹏程、王小荣编写；第一至第八章的阅读材料及实验内容等由王小荣编写。全书由王小荣主编并统稿。在此感谢各位老师及各学校领导的大力支持。

　　由于医学遗传学所涉及的领域较广，而且发展十分迅速，限于编者的教学与科研的局限性，疏漏和不妥之处在所难免，诚恳希望广大师生及其他读者提出宝贵意见。

编者

2013 年 4 月

第一版前言

本教材本着以就业为导向，以全面素质为基础，以能力为本位，"必需"和"够用"为原则，邀请了在教学第一线从教多年，有着丰富教学经验和科研能力的老师编写。

本教材的教学对象是以高中起点的专科生为基础，兼顾初中起点的大专生和中专生。教材编写中力求文字简练清晰、通俗易懂，内容力争深入浅出，既注重理论性，又注重实用性。本教材适用于高职高专临床、护理、助产、检验、药剂等相关医学专业，也可供中职相关专业使用。

本书每章节前编有学习指南，章节后不但附有练习题帮助学生巩固复习，而且附有与本章内容有关的阅读材料，既拓展学生知识面，又激发和提高学生学习兴趣，更体现知识的趣味性和前沿性。减免了同类教材中"群众遗传学"、"统计学在医学遗传学中的运用"等较深奥内容，增加了"肿瘤与遗传"、"产前诊断"等临床实用性知识，并精选了部分较常见遗传病，按各主要病患系统编排，作为课堂知识的扩展，也可作为选修内容使用。

本教材共分九章。第一章、第二章由湖南环境生物职业技术学院赵忠桂编写；第三章由邢台医学高等专科学校王光亮编写；第四章由娄底市卫生学校闫敏辉编写；第五章由南阳医学高等专科学校周玉金编写；第六章、第七章由廊坊市卫生学校郭建荣老师编写；第八章及实验指导内容由漯河医学高等专科学校李新伟编写；第九章由永州职业技术学院医学院王小荣编写。全书由王小荣统稿。

由于编者学识水平和编写能力有限，编写时间仓促，书中难免有不妥之处，诚恳希望广大师生在使用过程中提出宝贵意见。

编者
2008 年 1 月

目　录

第一章 绪 论

【学习指南】
1. 理解遗传、变异、医学遗传学及遗传病的基本概念。
2. 了解医学遗传学的研究范围及遗传病的分类。

第一节 医学遗传学的概念及其分支学科

一、医学遗传学的概念

医学遗传学是人类遗传学的重要分支，主要研究人类性状的遗传规律及物质基础，是遗传学与临床医学相结合的一门边缘学科。医学遗传学通过研究人类性状和疾病的发生、发展及与遗传因素的关系，提供诊断、预防遗传病的相关依据，从而提高人类的健康水平。

什么是遗传呢？俗话说，"种豆得豆，种瓜得瓜"，这就是自然界的遗传现象。然而也有俗话说，"一娘生九子，连娘十个样"，这是自然界的变异现象。因此，亲代通过有性繁殖，把遗传物质传递给子代，子代表现出同亲代的相似性，称为遗传；而子代表现出同亲代的不相似性，及子代之间的不相似性，称为变异。

二、医学遗传学的研究范围与分支学科

1. 临床遗传学

医学遗传学不仅与生物学、生物化学、生理学、微生物学、免疫学、病理学、药理学、组织胚胎学、卫生学等基础学科密切相关，而且为妇产科学、儿科学、内科学、外科学等临床学科提供了理论依据，形成了临床遗传学。临床遗传学主要研究各种遗传病的诊断与预防、产前诊断、优生学及遗传咨询。

2. 人类细胞遗传学、人类生化遗传学及医学分子遗传学

医学遗传学还包括人类细胞遗传学和人类生化遗传学，它们分别从细胞形态学和生物化学方面研究人类性状遗传与变异。近来，在生化遗传学基础上又发展了一门新的分支——医学分子遗传学，使人们从分子水平来认识遗传与变异。应用分子遗传学，人们可以从微观角度更精确地了解遗传病，从而开辟了对遗传病进行基因诊断与治疗的新前景。

3. 肿瘤遗传学

研究肿瘤发生发展的遗传基础、癌基因和肿瘤抑制基因的作用，为阐明肿瘤的发生机制及诊断、治疗和预防提供科学依据。

4. 优生学

研究用遗传学的原理和手段降低人群中有害基因的频率，保持和增加有利基因的频率，改善人类遗传素质的学科。

此外，与医学遗传学密切相关的其他遗传学分支还有群体遗传学、免疫遗传学、药物遗传学、发育遗传学、辐射遗传学、行为遗传学、体细胞遗传学、分子细胞遗传学及基因工程学等。

第二节 遗 传 病 概 述

一、遗传病的概念

人类遗传病，系指父母的遗传物质（DNA、基因、染色体等）发生改变后，在亲代和子代之间，按照一定的方式垂直传递而引起的疾病。遗传病一般具有家族聚集现象和垂直传递等特点。遗传病还表现为先天性，且必须有遗传物质改变，因而要明确区分遗传病与其他疾病的不同。

1. 遗传病与先天性疾病

先天性疾病是指个体出生就表现出的畸形或疾病，但并非所有的先天性疾病都为遗传病。如母亲妊娠前 3 个月内感染风疹病毒，会使胎儿患先天性心脏病或先天性白内障，这虽是先天性疾病，却不是遗传病。另外有些遗传病不一定出生时都表现症状，要到一定年龄才发病，如亨廷顿（Huntington）舞蹈病发病多见于 30 岁以后，痛风症多发于 30～35 岁。可见遗传病不等于先天性疾病。

2. 遗传病与家族性疾病

家族性疾病是指表现出家族聚集现象的疾病。遗传病往往具有家族聚集性，如并指症常在亲代与子代中均有表现。但也有些常染色体隐性遗传病（如白化病），只能在致病基因纯合状态下患病，往往是散发的，看不到家族聚集现象。另一方面，家族性疾病并非都是遗传病，如维生素 A 缺乏引起的夜盲症，因生活环境相似，可表现出家族聚集性，但却不是遗传病。因此遗传病也不等同于家族性疾病。

3. 疾病发生与环境因素的关系

人们从环境与机体统一的观点看，疾病是环境因素（外因）与机体（内因）相互作用而引起的。其中遗传因素是构成内因的主要因素。环境因素与遗传因素对疾病的作用主要有四种情况：①遗传因素起主要作用，如单基因病与染色体病；②基本上由遗传因素决定但需要诱因，如半乳糖血症；③环境因素和遗传因素共同起作用，常见于多基因病；④环境因素起主要作用，如外伤、中毒、营养性疾病等。

二、遗传病的分类

遗传病对人类健康的影响越来越受到人们的重视，一些新的遗传病不断被发现与认识。遗传病可分为五种类型（图 1-1）：单基因病、多基因病、染色体病、线粒体遗传病、体细胞遗传病。单基因病即由一个或一对基因发生突变而引起的疾病，单基因遗传现象常遵循遗传学三大定律：分离律、自由组合律、连锁和互换律。人类单基因病约 7000 多种。多基因病即由多对基因和环境因素共同作用而产生的疾病。染色体病即由于染色体数目或结构发生改变而引起的疾病，常见的染色体遗传病有 100 多种。线粒体遗传病是由于线粒体基因突变而导致的疾病。因为线粒体遗传是独立于细胞核之外的半自主遗传，受精卵中线粒体完全来自卵子，所以线粒体遗传病属于母系遗传。体细胞遗传病是体细胞中遗传物质改变所致的疾病。肿瘤起源与体细胞遗传物质的突变，尽管这种突变不会传给后代，但可在体内随着细胞的分裂而不断传给新产生的子细胞。根据遗传流行病学调查，约 10％孕妇流产归因于染色体异常；有出生缺陷的新生儿约占 3％，其中 80％为遗传因素所致。遗传病对人类健康有一定的危害，由于遗传物质的改变，往往造成代谢障碍，影响生长发育，引起智力低下等多种临床症状，给患者带来痛苦。且因为遗传病常表现为垂直传递、家族聚集性及终身性等特点，常有些患者家庭多人患

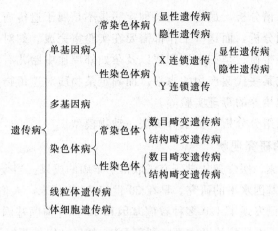

图 1-1 遗传病的分类

病，又可能遗传给后代，治疗和预防都很困难，给家庭和社会带来沉重的医疗、经济和精神负担。由此可见，在临床医学研究中，遗传病的研究工作是十分必要而艰巨的。

第三节 医学遗传学的研究方法及研究现状

一、医学遗传学研究中常用的工作方法

在医学遗传学研究中，为了确定某种疾病是否具有遗传因素的参与，常与流行病学、临床医学等方法既有共同之处，也有特殊方面。医学遗传学研究中常用的工作方法有以下几种。

1. 群体调查法

是指通过群体调查来确定某一种疾病与遗传是否有关的方法。可选定某一人群，采用一种或几种简便而准确的方法，进行某种遗传病或性状的普查。人群可以是一般人群，也可以是特殊人群（如患者及家属），普查中要特别注意该病有无家族聚集性及是否有特定发病年龄。如发现患者亲属发病率高于一般人群，而且还呈现出患者一级亲属的发病率＞二级亲属＞三级亲属＞一般群体，则可判定此病与遗传有关。通过群体调查法还可以掌握遗传病及致病基因携带频率、变动趋势及决定因素等。

2. 系谱分析法

若怀疑某种病可能为遗传病，要将其家系全部成员的发病情况详细记录并绘制成家庭系谱，根据单基因遗传病系谱特点去分析，以确定其遗传方式。

3. 双生子法

双生子又称双胞胎，一般有两种情况：一卵双生和二卵双生。一卵双生指的是由一个受精卵发育而成的两个个体，两者的遗传物质基本相同，表现特征相似、性别相同。二卵双生是指由两个受精卵同时发育形成的两个个体，两者的遗传物质不完全相同，表现特征仅有某些相似，性别可以不同，只是胚胎发育相同。双生子法是医学遗传学研究的经典方法。由一卵双生子在不同环境中的生长发育情况可以研究不同环境对表型形成的影响，由二卵双生子在同一环境的发育情况可以研究不同基因型的表型效应。

4. 临床及实验室工作法

遗传病患者到医院就诊，医生除了应用临床上常用的视、触、叩、听等手段和必要的辅

助检查外，还可以做系谱分析，最终确定某种疾病是不是属于遗传病，最可靠的方法是要进行生化、染色体和基因分析，而这些工作都需要在实验室完成。如对孕妇进行产前诊断，则需测定羊水、绒毛、脐带血、孕妇血清和尿以及孕妇外周血中胎儿有核红细胞等材料中基因突变和某些酶的活性或某些代谢产物的水平。而确定某物质对遗传物质的毒性效应，则需进行动物、微生物和细胞培养的毒理实验等。

除此外，还有疾病组分分析、关联分析法，动物模型。

二、医学遗传学的研究现状

经历了百余年的探索，医学遗传学研究已取得了丰硕的成果。当今医学遗传学的研究最具有代表性的成就就在于基因水平的研究。早在 20 世纪 70 年代末，人们就试图运用 DNA 重组技术研究癌变机制，现已发现了 100 多种致癌基因和 10 多种抑癌基因，为肿瘤的病因学研究奠定了分子生物学基础。在疾病诊断方面，利用 DNA 探针，以核素标记，再与被检测的 DNA 中的同源互补序列杂交，从而可检出所要查明的 DNA 中遗传缺陷的部位和性质。特别是聚合酶链反应（PCR）技术的问世，以及 DNA 测序自动化的应用，为遗传病诊断的准确、快速、经济等提供了行之有效的新手段。在疾病预防方面，现已能利用基因工程生产出很多能够进行疾病防治的生物制品，如干扰素、疫苗等。在疾病治疗方面，通过载体向机体导入正常基因，以取代突变基因，矫正有缺陷的基因，降低突变基因的异常表达等已在临床中应用。

医学遗传学在其他方面也取得了令人瞩目的成就。20 世纪 60 年代发展起来的体细胞融合技术，到 70 年代后在制备单克隆抗体和人类基因定位方面发挥了重要作用。现在应用生化手段，可以识别苯丙酮尿症、血红蛋白病等先天性代谢缺陷病。人类白细胞抗原（HLA）系统是一个高度多态性的复合遗传系统，现已识别的 HLA 特异性共有 158 种，分别位于 7 个连锁的基因位点上；HLA 的研究为异体器官移植供体的选择提供了基础，并揭示了 HLA 系统与某些疾病的相关性。

目前医学遗传学研究主要集中于以下几大热点。

1. 人类基因组计划（参看第四章第二节）

2. 基因诊断技术

所谓基因诊断就是利用现代分子生物学和分子遗传学的技术方法，直接检测基因结构及其表达水平是否正常，从而对疾病作出诊断的方法。基因诊断可以越过蛋白质、酶等产物，利用重组 DNA 技术作为工具直接从基因水平检测人类遗传性疾病的基因缺陷。基因诊断方法与传统的诊断方法相比有着显著的优越性，它以基因的结构异常或表达异常为切入点，而不是从疾病的表型开始，因此往往在疾病出现之前就可作出诊断，为疾病的预防和早期及时治疗赢得了时间。常用方法有：①核酸分子杂交技术，包括限制性内切酶酶谱分析法、DNA 限制性片段长度多态性（RFLP）分析、等位基因特异寡核苷酸探针（ASO）杂交法。②PCR。③基因测序。另外，遗传病基因变异在全身各处细胞中均能一致体现，诊断取材极为方便，血液细胞及羊水脱落细胞等均可作为诊断材料，而不需要对某一特殊的组织或器官进行检测。由于以上这些优点，基因诊断从发展伊始就受到了人们的高度重视和普遍欢迎，已应用于许多临床疾病的诊断。

3. 基因治疗技术（参看第八章第三节）

人类细胞基因治疗的临床试验已经开始，到 1996 年底，美国国立卫生院已批准包括针对遗传病、肿瘤、免疫缺陷病、艾滋病等的 103 个基因治疗方案。1999 年美国国立卫生院重组 DNA 咨询委员会已批准 218 项基因治疗方案。在完成了人类基因的物理图谱后，人们对基因治疗有了进一步的认识，在认识和熟练使用遗传生物学单位基因的新近进展后，它已经为科学家向改变病人的遗传物质以达到治病防病的目的迈进新的一步。在 21 世纪，基因治疗技术将成为医治人类疾病的重要手段之一，为遗传病和肿瘤患者带来福音。

练 习 题

一、填空题

1. 研究人类性状的遗传规律及物质基础，是遗传学与医学相结合的一门边缘学科，称为_____。

2. 由于亲代父母的遗传物质发生变异而引起的疾病叫_____。

3. 人类疾病发生主要是_____和_____两大因素相互作用的结果。

4. 遗传病主要包括_____、_____、_____、_____和_____五种类型。

5. 基因病分为_____和_____。

6. 由染色体的_____和_____发生畸变而引起的疾病叫染色体病。

7. 个体出生后即表现出畸形或疾病，叫_____病。

8. 亲代通过有性繁殖，把遗传物质传递给子代，子代表现出同亲代的相似性，称为_____。

9. 单基因病的发病主要由_____因素决定。

二、单项选择题

1. 下列选项中，_____不是医学遗传学研究中常用的工作方法。

A. 群体调查法　　B. 双生子法　　C. 血型鉴定　　D. 系谱分析法

2. 研究人类性状的遗传规律及物质基础，是遗传学与医学相结合的一门边缘学科，称为_____。

A. 分子遗传学　　B. 医学遗传学　C. 优生学　　　D. 生化遗传学

3. 由于父母的遗传物质在亲代和子代之间按一定的方式垂直传递而引起的疾病叫_____。

A. 遗传病　　　　B. 分子病　　　C. 代谢病　　　D. 先天性疾病

4. 由染色体的数目和结构发生畸变而引起的疾病叫_____。

A. 单基因病　　　B. 染色体病　　C. 代谢病　　　D. 先天性疾病

5. 由一个或一对基因发生突变而引起的疾病叫_____。

A. 单基因病　　　B. 多基因病　　C. 染色体病　　D. 分子病

6. 由多对基因和环境因素共同作用而产生的疾病叫_____。

A. 单基因病　　　B. 多基因病　　C. 染色体病　　D. 分子病

7. 下列叙述中，_____是正确的。

A. 遗传病即先天性疾病　　　　B. 遗传病也就是家族性疾病

C. 有些遗传病有家族聚集现象　D. 遗传病与环境因素无关

8. 下列疾病中，_____不属于遗传病的范畴。

A. 白化病　　　　　　　　　　B. 享廷顿舞蹈病

C. 夜盲症　　　　　　　　　　D. 半乳糖血症

9.俗话说"一娘生九子,连娘十个样",这是自然界的_____现象。

A. 遗传　　　　B. 变异　　　　C. 传染　　　　D. 相似性

10. 常见的遗传病中,不包括_____。

A. 单基因病　　B. 多基因病　　C. 染色体病　　D. 家族性病

三、问答题

1. 什么是遗传病?主要包括哪几类?

2. 遗传病与先天性疾病和家族性疾病有什么关系?

3. 什么叫医学遗传学?包括哪些分支学科?

阅读材料

遗传多样性

遗传多样性又称为基因多样性。同种个体间因为其生活环境的不同,经历长时间的天择、突变所产生的结果。如果遗传多样性越高,则族群中可提供环境天择的基因愈多;相对的,对于环境适应能力就愈强,有利于族群的生存及演化。例如人类有不同的肤色,这就是同种个体间性状的差异,而性状所表现的差异就是由基因的差异所引起的。

第二章　遗传的细胞基础

【学习指南】

1. 掌握细胞核的结构与遗传的关系。
2. 掌握精子及卵细胞的发生过程。
3. 熟悉有丝分裂与减数分裂的过程。
4. 熟悉真核生物细胞结构及其与功能的关系。
5. 比较有丝分裂与减数分裂特点异同。
6. 解释细胞周期、同源染色体、交叉等基本概念。

细胞是生物体（除病毒外）形态结构和生命活动的基本单位，也是生长发育和遗传的基本单位。生物体遗传、变异的基本规律及其机制与细胞的结构、功能、细胞分裂增殖密切相关。各种遗传病的发生和病理过程也都有其细胞学基础。只有了解细胞的构造和功能，才能对遗传信息的传递及遗传病等性状的形成有明确的认识。

第一节　细胞的基本特征

一、细胞的形态大小和数目

不同的生物其细胞形态、大小和数目各不相同。细胞的形态与其功能是相适应的，如血液中的红细胞，呈双面凹的圆盘状，有利于携带氧气等气体；有收缩功能的肌细胞为梭形；传导神经冲动的神经细胞则有长短不同的突起。细胞的大小也是与其功能相适应的，如最小的细胞为支原体，最大的细胞为鸵鸟的卵细胞。人体内最大的细胞是卵细胞，最小的是精子。不同生物细胞数量各不相同，一般来说，生物体的大小与细胞的大小没有直接关系，只是细胞数目的多少，机体的生长不是靠细胞体积的加大，而是靠细胞数目的增多。

二、细胞的基本结构（含亚显微结构）

地球上的生物按有无细胞构造分为前细胞生物和细胞生物，细胞生物按照细胞内有无细胞核又可以分为原核细胞生物和真核细胞生物两大类。原核细胞体积小，结构相对简单，虽有遗传物质 DNA，但没有核膜包裹，故没有成形的细胞核，核质部分界限不清，如细菌、支原体、蓝绿藻等。真核细胞由原核细胞进化而来，结构更复杂，明显的特征是核物质被核膜包围起来，形成典型的细胞核，并在其细胞质中出现了一些具有特殊结构和功能的细胞器。以动物为例：真核细胞包括细胞膜、细胞质和细胞核。图 2-1 是电子显微镜下观察到的真核细胞亚显微结构模式图。

（一）细胞膜

细胞膜是包围在细胞外周的一层薄膜，又称质膜。在电镜下观察，它由内、外两层深色的致密层和中间一层浅色的疏松层构成。一般把细胞膜的三层结构作为一个单位，称为单位

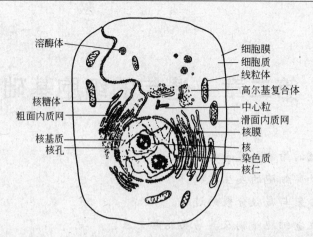

图 2-1　电子显微镜下真核细胞亚显微结构模式图

膜。细胞膜和细胞内所有的膜总称生物膜，生物膜是由单位膜构成的。在电镜下，通常把细胞分为膜相结构和非膜相结构两部分，膜相结构包括细胞膜（质膜）、内质网、线粒体、高尔基复合体、溶酶体和核膜等，非膜相结构包括细胞质、核糖体、中心粒、核仁和染色体等。

　　在各种不同类型的细胞中，细胞膜的化学组成相同，主要由类脂、蛋白质及少量的糖类构成，此外还有水和无机盐。关于膜的分子结构，目前被人们普遍接受的是液态镶嵌模型。

　　细胞膜是生活细胞的屏障，对细胞的生命活动起保护作用，能选择性地进行物质跨膜运输，调控细胞内、外物质和离子的平衡及渗透压平衡，维持细胞内、外环境的恒定。细胞膜是能量转换和信息传递的场所。细胞膜与代谢调控、基因表达、细胞识别以及免疫等有关，如细胞膜能接受激素、生长因子、药物和毒物对细胞的作用。

（二）细胞质

　　细胞质是指细胞膜以内、细胞核膜之外的区域。它是细胞内完成各种主要生命活动的基地。在这个区域内有细胞质基质、细胞骨架和各种细胞器。细胞器是具有一定化学组成和形态并表现某些特殊功能的结构，如内质网、高尔基复合体、溶酶体、核糖体、线粒体、中心粒等。细胞质基质在生活状态时是透明的胶状物质。

　　1. 内质网

　　电镜下，内质网是由单位膜围成的一些形状大小不同的小管、小泡及扁平囊状结构，它们相互连接形成一个连续的网状膜系统（图 2-2），内腔相互连通。在靠近细胞核的部位，内质网膜可与核膜外层连通；在靠近细胞膜的部分，内质网膜也可以与细胞膜内褶相连。

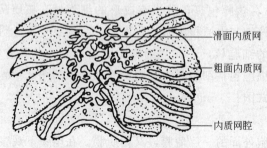

图 2-2　内质网结构模式图

根据内质网表面有无核糖体附着，将内质网分为两种类型：粗面内质网和滑面内质网。粗面内质网常由板层状排列的扁平囊构成，膜表面附着大量的颗粒状核糖体。其功能是进行蛋白质的合成与转运及蛋白质的修饰加工等。而滑面内质网表面光滑，无核糖体附着，常由分支小管或圆形小泡构成。它是一种多功能的细胞器，主要参与脂类的合成、糖原的合成与分解及解毒作用等。

2. 高尔基复合体

在电镜下，高尔基复合体是由一些紧密重叠的扁平囊、一群小囊泡和大囊泡三部分组成。小囊泡可由内质网分离出来，相互融合、伸展发育而成。扁平囊一般3～8层平行排列在一起，与周围的小泡、小管相通。扁平囊中的物质逐渐积累、加工，其边缘部分可膨大为大囊泡，大囊泡带着扁平囊所运送来的物质形成分泌泡并离开高尔基复合体（图2-3）。由此可见高尔基复合体是一种动态结构，即它的小管、小囊泡、扁平囊、大囊泡和分泌泡是不断形成、不断更新的。

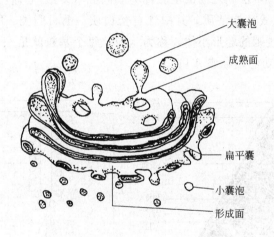

大囊泡
成熟面
扁平囊
小囊泡
形成面

图 2-3　高尔基复合体结构模式图

高尔基复合体的主要功能是将粗面内质网合成并转运来的分泌蛋白质进行加工、浓缩后，运输出胞。它的第二个重要功能是参与糖蛋白的合成与修饰，此外，高尔基复合体还具有分选蛋白质的功能。

3. 溶酶体

溶酶体是一囊状结构，由一层单位膜包围着，大小约为 $0.2～0.8\mu m$，内含 50 余种酸性水解酶，能分解蛋白质、脂类、糖类、核酸等大分子物质。它在细胞内具有消化、防御和保护作用，可视为细胞内的消化装置。

4. 核糖体

核糖体为非膜相结构，是由 rRNA 和蛋白质组成。在电镜下，核糖体为椭圆形结构，分成大亚基、小亚基两个亚单位，只有在进行蛋白质合成时，大、小亚基才组装在一起，构成一个完整的功能单位（图2-4）。核糖体存在于所有的活细胞中，它可以单体的形式存在，也可由 mRNA 串联起来，形成针簇形、菊花形或念珠形的多聚核糖体（图2-5）。

核糖体是细胞膜内蛋白质合成的基地，固着在粗面内

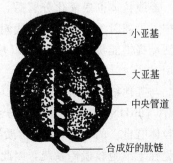

小亚基
大亚基
中央管道
合成好的肽链

图 2-4　核糖体结构模式图

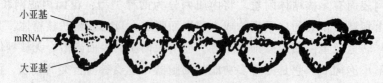

图 2-5　多聚核糖体结构示意图

质网膜上的核糖体称为附着核糖体，主要合成分泌蛋白质，如免疫球蛋白、蛋白类激素等。游离于细胞质中的核糖体称为游离核糖体，主要是合成细胞本身所需要的结构蛋白质，如细胞内代谢所需要的酶、组蛋白、肌球蛋白及核糖体蛋白等。

5. 线粒体

线粒体是一种重要的细胞器，普遍存在于真核细胞中。电镜下，线粒体是由两层单位膜包围成的囊状结构 [图 2-6（a）]。其外膜表面平整光滑，膜上有小孔。内膜向线粒体内部突起形成片状或管状的嵴。两层膜之间的空腔称为膜间腔（外腔），嵴与嵴之间的空腔称为嵴间腔（内腔），其间充满线粒体基质，其中含有蛋白质、酶、脂类、DNA、RNA 和核糖体等。嵴上附着许多排列规则的球形小体，称为基粒，每个基粒就是一个 ATP 酶复合体 [图 2-6（b）、(c)]，其主要功能是合成 ATP。

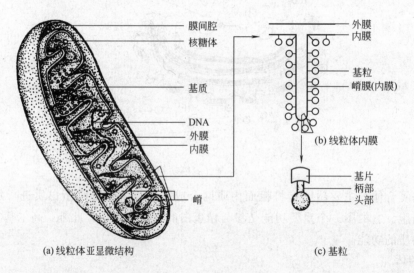

(a)线粒体亚显微结构　　　　　　　　　　(c)基粒

图 2-6　线粒体模式图

线粒体是细胞进行有氧呼吸和供能的场所。细胞内的能源物质（如糖类、脂类、蛋白质等）经线粒体彻底氧化分解后，可释放出大量的能量，其中有 40%～50% 贮存在 ATP 分子中，可随时为细胞的新陈代谢、分裂、运动、物质合成、神经传导、主动运输、生物发光等活动提供能量，一部分则以热量形式散发。细胞中 95% 以上的能量来自线粒体的氧化作用。

与其他细胞器相比，线粒体有其独特之处，即线粒体有自己的遗传系统——线粒体DNA（mtDNA），mtDNA 位于线粒体基质中，人的每个线粒体中有 2～10 个 DNA 分子。线粒体有自己的 DNA 和蛋白质合成系统，因此线粒体有一定的自主性，但线粒体的遗传系统受控于细胞核遗传系统，因此线粒体是一个半自主性细胞器。

近年来关于线粒体与疾病及衰老的关系已逐步引起人们的关注。

6. 中心粒

电镜下，中心粒为圆筒状小体，圆筒的壁由9组三联体微管组成。两个中心粒的长轴互相垂直排列在细胞中。一般认为，中心粒与细胞的分裂和运动有关。细胞有丝分裂时，中心粒移向细胞两极，与纺锤体的形成和染色体的行动方向有关。中心粒还能形成鞭毛和纤毛，与细胞运动有关。

7. 细胞骨架

细胞骨架是指真核细胞质中的蛋白质纤维网架体系，它们对于维持细胞的形状、细胞的运动、细胞内物质的运输、细胞分裂等起着重要作用。细胞骨架主要包括微管、微丝和中间纤维（或中等纤维）。

（三）细胞核

细胞核是细胞内一个非常重要的结构，是贮存遗传物质的区域。细胞核的功能是围绕核内遗传物质的活动而开展的。细胞核是 DNA 复制和 RNA 转录的基地，也是细胞代谢、生长、分化、繁殖、遗传和变异的调控中心。

细胞核的形态在细胞生活周期的不同阶段变化很大。细胞在两次分裂之间的时期称为间期，存在于间期的细胞核叫做间期核，间期核形态结构完整，包括核膜、核仁、染色质和核基质四部分（图2-7）。

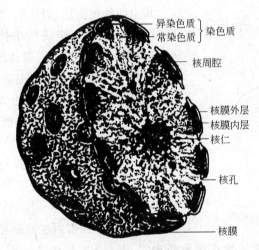

图 2-7 细胞核亚显微结构模式图

1. 核膜

核膜又称核被膜，是围绕在核表面的膜，在电镜下观察，由双层单位膜构成，分别称为外膜和内膜，两层膜之间有 20～40nm 的腔隙，称为核周隙（或核周腔）。核膜外表面常附着核糖体，在形态结构上与粗面内质网颇为相似而且有很多处相连，核周隙与内质网管道也有很多处相通。核的内外膜在若干地方融合形成核孔，是核与膜质之间进行大分子物质交换的通道。

核膜的主要功能是：①可以作为细胞核和细胞质的界膜，稳定细胞核的形态和成分；②控制着细胞核和细胞质之间的物质交换。在细胞分裂时，核膜逐渐消失，分裂结束前又重新形成。核膜不是独立的结构，而是细胞内整个结构的一部分。

2. 核仁

核仁常出现在间期细胞核内，在光镜下可以看到，数目一般为 1～2 个，也有多个的。

电镜下观察，核仁是一个表面无膜的海绵球状体。

核仁的主要功能是合成 rRNA。转录 rRNA 的基因存在于某些染色体次级缢痕（随体柄）区，这个位置又称核仁组织区（NOR）。在这里转录的 rRNA 与蛋白质结合后，转移到细胞质，构成核糖体的组成部分。核仁的大小与该细胞合成蛋白质能力有明显的关系，一般合成蛋白质旺盛的细胞核仁较大，如胰腺细胞、胚胎细胞、肿瘤细胞等；而合成蛋白质少而慢的细胞如上皮细胞、肌细胞等核仁就比较小。在细胞分裂中期看不到核仁，是因为分裂中期核仁组织区的染色质高度螺旋化形成了染色体，细胞分裂结束后染色体松散开来，核仁组织区又能转录合成 rRNA 进而形成核仁，所以细胞分裂间期又能看到核仁。

3. 染色质

染色质与染色体都是细胞内遗传物质的存在形式，它们是同一种物质在细胞周期不同时期的两种表现形态。染色质存在于间期细胞核内，是一种纤维状结构，当细胞进入到分裂期，染色质螺旋化，缩短、变粗，形成棒状的染色体，当细胞分裂结束时，染色体又解旋恢复成染色体。

(1) 染色质与染色体的化学组成与结构单位　染色质由 DNA、组蛋白、非组蛋白及少量 RNA 组成。构成染色质的基本结构单位是核小体。

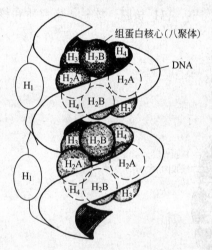

组蛋白核心（八聚体）

DNA

图 2-8　核小体结构模式图

核小体由 5 种组蛋白和 200 个左右碱基对的 DNA 组成。其中四种组蛋白（H_2A、H_2B、H_3、H_4）各两个分子组成八聚体，构成核小体核心。DNA 分子（约 140 个碱基对）缠绕在八聚体的外围 1.75 圈，共同形成直径为 1nm 的核小体（图 2-8）。相邻核小体之间由一段 DNA 分子相连，长约 60 个碱基对。H_1 位于 DNA 进出核心的结合处，功能与染色体的浓缩有关。

从染色质过渡到染色体的过程中，分几个等级进行压缩。一条 DNA 双螺旋结构缠绕在八聚体的外围共同构成核小体后，DNA 分子的长度压缩为原来的 1/7；然后 6 个核小体螺旋一周，形成螺线管，压缩长度为原来的 1/6；螺线管再次螺旋形成超螺线管，压缩为原螺线管长度的 1/40，超螺线管再螺旋折叠形成一条染色单体，压缩为原超螺线管长度的 1/5。由于在细胞周期的 S 期，染色质进行了复制，最后形成的染色体包含两条染色单体。这样，从 DNA 分子到染色体，其长度压缩为原来的 1/8400（图 2-9）。

(2) 常染色质和异染色质　根据间期细胞核染色质形态的不同，可分为常染色质和异染色质两种类型。常染色质是指间期核中那些碱性染料着色浅、折叠压缩程度较低、处于较为伸展状态的染色质，这部分染色质功能上活跃，所含基因具有表达活性。异染色质是指间期核中那些对碱性染料着色深、折叠压缩程度较高、处于凝固状态的染色质，这部分染色质功能很不活跃，很少进行转录。

4. 核基质

核基质是核内透明的液态胶状物质，又称核液，其主要成分是蛋白质，还含有少量的 RNA 和 DNA。其功能是维持细胞核的形态结构，参与核内 DNA 复制、基因表达与调控及染色体的构建等一系列活动。

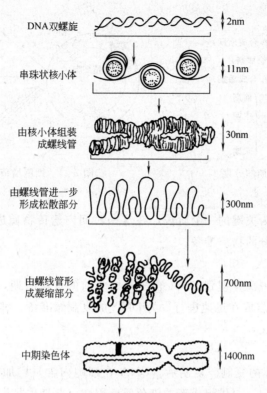

图 2-9　从 DNA 到染色体的长度压缩过程

第二节　细胞的生长与增殖

细胞增殖是生物的基本特征之一。细胞生长到一定阶段，通过细胞分裂进行增殖。一个生物体只有通过细胞分裂，才能达到生长与繁殖的目的。因此，细胞分裂对生物体的维持与种族的延续是十分重要的。细胞增殖的方式与细胞类型有关。细胞增殖的方式主要有四种：①裂殖。是原核细胞的增殖方式；②无丝分裂。是低等生物和高等生物体内衰老或病态细胞主要的增殖方式；③有丝分裂。是真核细胞主要的增殖方式；④减数分裂。是进行有性生殖的生物体形成性细胞的分裂方式。

一、细胞增殖周期

细胞增殖是有周期性的，细胞从上一次有丝分裂结束到下一次有丝分裂结束为止所经历的全过程称为细胞增殖周期，简称细胞周期。

细胞周期包括间期和分裂期。每个阶段又可以分为几个时期，如图 2-10 。间期包括 G_1 期、S 期、G_2 期；分裂期亦称为 M 期，包括前期、中期、后期、末期。

不同的细胞周期长短不同，主要是间期的 G_1 期所需时间长短不一，有的细胞 G_1 期所需时间几乎为零；有的可以是数小时、几天、若干个月；而神经细胞的 G_1 期甚至和生物的寿命一样长。各种不同细胞的 S 期、G_2 期和 M 期所需时间差别不大（图 2-11）。

二、间期

细胞分裂间期是指细胞从上一次分裂结束到下一次分裂开始之前的一段时间。细胞分裂

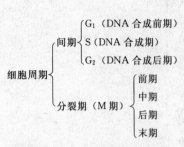

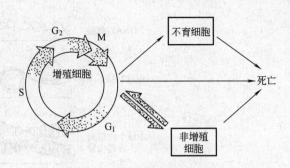

图 2-10　细胞增殖周期的分期　　　　图 2-11　细胞增殖周期示意图

间期在细胞周期中是极为关键的一个阶段，在这一时期内遗传物质进行了复制，DNA 的含量增加，为分裂做好充分的物质准备。

1. G₁ 期

此期是自细胞结束一次分裂到 DNA 合成开始之前的这段时期，细胞内物质代谢活跃。RNA、结构蛋白和酶的合成在迅速进行，为 DNA 的复制做准备。细胞较快生长，体积随着细胞内物质增多而增大。

2. S 期

此期的特点是 DNA 的复制。复制后，DNA 在细胞内含量增加了一倍。同时合成本期需要的组蛋白、非组蛋白，以供组成新的染色质，因此，此期也是染色质的复制。一般情况下，只要 DNA 的合成一开始，细胞的增殖活动就会进行下去，直到形成两个子细胞。

3. G₂ 期

G₂ 期的特点是 DNA 的合成终止。此期进行 RNA、蛋白质的合成，如形成微管蛋白和细胞膜上的蛋白质，为细胞分裂做准备。

三、有丝分裂期

（一）有丝分裂过程

有丝分裂即在分裂过程中出现染色体的变化，分裂结果是将母细胞的物质平均分配给两个子细胞，同时出现由微管组成的纺锤丝。根据细胞的形态变化，可将分裂分为前、中、后、末四个时期（图 2-12）。

1. 前期

有丝分裂一开始即是前期。首先中心体内的两个中心粒复制成两对，中心粒周围出现由微管呈放射状排列的星射体，故称为星体，星体分别移向细胞两极，并发出纺锤丝，形成纺锤体。同时核内染色质通过螺旋化和折叠缩短变粗，形成一定数目的、具有一定形态的染色体。在染色体形成的同时，核膜逐渐解体，核仁逐渐消失。

2. 中期

染色体达到最大限度浓缩，每条染色体纵裂成两条染色单体，两条染色单体中间以着丝粒相连，每条染色体的着丝粒与两极的纺锤丝连接，在纺锤丝的作用下，染色体逐渐移向细胞中央，排在细胞赤道面上。此期细胞中染色体最清晰、最易分辨、形态最为典型。

3. 后期

每条染色体上的着丝粒纵裂，一分为二，每条染色体的两条单体分别与两极的纺锤丝相

14

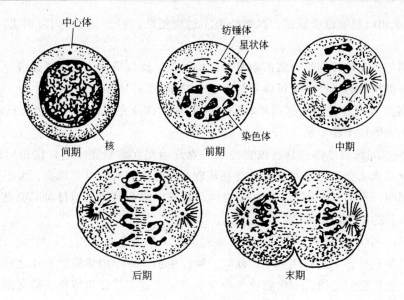

图 2-12　动物细胞有丝分裂模式图

连，在纺锤丝的牵引下分别移向两极，这样，数目完全相等的两组染色体分别移向细胞两极。

4. 末期

两组染色体分别达到细胞两极后，染色体又逐渐解旋成染色质，核膜形成，核仁重新出现，形成两个新的细胞核。同时，细胞膜从细胞中部向内凹陷，细胞质分裂，最后形成两个子细胞。

（二）有丝分裂的意义

有丝分裂是真核细胞增殖的主要方式，它保证了每个子细胞都维持与母细胞数目、形态完全相同的全套染色体，从而保证了遗传物质的连续性和稳定性。

四、减数分裂

（一）减数分裂的概念

减数分裂是真核细胞在成熟期产生配子时进行的一种特殊分裂方式。在分裂过程中，染色体复制一次，而细胞连续分裂两次，一个细胞最终产生 4 个细胞，结果所生成的子细胞中染色体数只有原来的一半，故称为减数分裂。

（二）减数分裂的过程

减数分裂包括两次连续的分裂，分别称为减数第一次分裂和减数第二次分裂，两次分裂都可以划分为前、中、后、末期（图 2-13）。两次分裂之间有时有一小段时间间隔，但无 DNA 合成和染色体复制。

1. 减数第一次分裂（减数分裂Ⅰ）

进行减数分裂之前同样要经过间期，进行

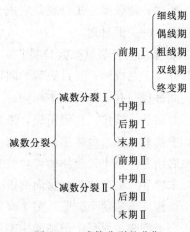

图 2-13　减数分裂的分期

DNA 的复制及相应的染色质复制。减数分裂Ⅰ过程复杂，可分为前期Ⅰ、中期Ⅰ、后期Ⅰ和末期Ⅰ。

（1）前期Ⅰ 此期较有丝分裂前期复杂，历时长，而且染色体表现出减数分裂的特征性形态变化。根据核内的形态变化可以划分为五个时期。

① 细线期。染色体呈细线状。此时染色体的复制已经完成，每条染色体已由两条单体构成，但在光镜下还不能识别。

② 偶线期。同源染色体从靠近核膜的某一点开始相互靠拢在一起，在相同部位准确配对，这个过程称为联会。同源染色体是指在减数分裂时能两两配对，形态、大小、结构相同的染色体，其中一条来自于父亲，另一条来自于母亲。联会的结果是每对同源染色体形成一个二价体，人类的染色体形成 23 个二价体。

③ 粗线期。染色体变短变粗。每一条染色体由两条染色单体组成，称为二分体。一个二价体有四条染色单体，又叫四分体。此时，同源染色体中非姐妹染色单体之间有时可以看见交叉现象，表明它们之间已发生相应片段交换。交叉的实质是遗传物质的交换，交叉现象是连锁和互换律的细胞学基础。

④ 双线期。随着染色体的进一步螺旋化缩短变粗，同源染色体相互排斥而趋向分离，交叉点向染色体的末端移动，这种现象称为端化。

⑤ 终变期。染色体高度螺旋化，更加变粗。并向细胞核的周边移动，均匀散开。核膜、核仁消失。交叉端化进一步发展，故交叉数目减少。

（2）中期Ⅰ 各二价体排列在细胞赤道面上，形成赤道板。纺锤丝与二价体着丝粒相连。

（3）后期Ⅰ 二价体中同源染色体彼此分离，形成两个二分体，分别移向两极。同源染色体上的等位基因也彼此分离，这是分离律的细胞学基础。由于粗线期发生了交叉现象，使得两极的染色体上遗传物质不完全相同。与此同时，非同源染色体以随机自由组合的方式移向两极，从而保证了配子中遗传物质具有多样性，该现象是自由组合律的细胞学基础。

（4）末期Ⅰ 二分体移至两极后，染色体解旋逐渐变成染色质，核仁重新形成，同时细胞质分离，形成两个子细胞。每个子细胞各有 n 个二分体，即染色体数目由 $2n$ 变为 n，减少一半。

综上所述，减数第一次分裂是完成交叉、同源染色体分离、非同源染色体自由组合及染色体数目减半的关键时期。

2. 减数第二次分裂（减数分裂Ⅱ）

减数分裂Ⅰ完成后，经过短暂的间期，此期不进行 DNA 的复制，每条染色体就是一个二分体。此过程与有丝分裂基本相同。

（1）前期Ⅱ 核仁、核膜消失，染色体由细变粗。每个细胞中有 n 个二分体。

（2）中期Ⅱ 各二分体排列在赤道面上形成赤道板。

（3）后期Ⅱ 每个二分体的着丝粒分离，形成两个染色体，并分别移向两极。

（4）末期Ⅱ 染色体各自移向两极并螺旋化形成染色质。核膜、核仁形成，经过胞质分裂，一个细胞又形成两个细胞，整个减数分裂过程完成。这样，1 个母细胞经过减数分裂最终形成 4 个子细胞，而每个子细胞中染色体数目只有原来的一半（图 2-14）。

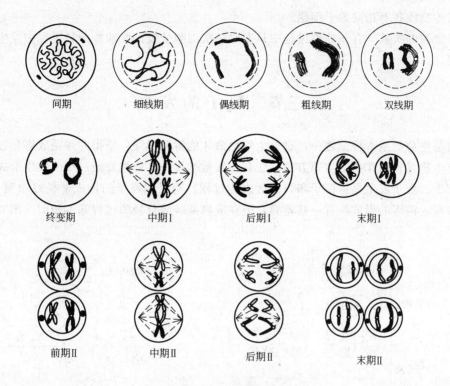

图 2-14 减数分裂图解

（三）减数分裂的意义

① 减数分裂保证了人类染色体数目在遗传中的相对恒定。在人类生殖过程中，经减数分裂产生的精子和卵细胞中染色体数目均为单倍体（$n=23$），受精时精卵结合成受精卵，又恢复为二倍体（$2n=46$），从而保证了亲代、子代之间遗传物质和遗传性状的相对稳定。

② 减数分裂为遗传三大定律提供了细胞学基础。

③ 减数分裂为变异提供了细胞学基础。在减数分裂过程中交叉现象、同源染色体分离、非同源染色体自由组合，导致了生殖细胞的多样化。

（四）有丝分裂与减数分裂的异同

1. 相同点

有丝分裂与减数分裂有许多共同之处，其中最重要的相同点是：在细胞进行分裂前，DNA 及染色质都只复制一次。

2. 有丝分裂与减数分裂的区别

（1）分裂的细胞不同　有丝分裂是体细胞的分裂方式；而减数分裂是生殖细胞的分裂方式。

（2）分裂后产生的细胞中染色体数目不同　有丝分裂后产生的子细胞中染色体数目与母细胞的相同；而减数分裂最终产生的子细胞中染色体数目只有母细胞的一半。

（3）分裂前期变化不同　有丝分裂前期时间较短，每条染色体单独活动，不发生联会与交叉现象；而减数分裂前期时间较长，很复杂，有同源染色体联会和同源非姐妹染色单体的交叉现象。

（4）分裂的结果不同　有丝分裂后产生两个遗传物质相同的子细胞；而减数分裂最终产

生四个遗传物质各不相同的子细胞。

（5）分裂的次数　有丝分裂过程中只发生一次细胞分裂；而减数分裂过程中发生两次连续的分裂。

第三节　配子的发生

生殖是生命的基本特征之一，通过生殖生命才能得以延续、繁衍，并完成进化过程。有性繁殖是生物界普遍存在的生殖方式。在有性繁殖过程中，首先要经过配子发生形成成熟的精子和卵子。配子发生是指精子和卵子形成的过程。精子和卵子的形成要经过增殖、生长、成熟等过程，两者的形成虽有一些差异，但在成熟期减数分裂的过程基本相似（图 2-15）。

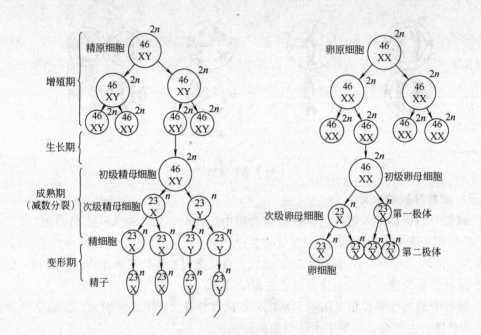

图 2-15　人类配子发生图解

一、精子的发生

人类精子的发生起源于男性睾丸曲细精管上皮中的精原细胞。其产生过程分为四个时期：增殖期、生长期、成熟期、变形期。

1. 增殖期

精原细胞通过有丝分裂不断增殖，细胞中染色体数与体细胞的一样，都是二倍体。如：人的精原细胞中 $2n=46$。

2. 生长期

精原细胞经过多次分裂后，细胞体积逐渐增大，成为初级精母细胞。该期细胞中染色体数仍为 $2n$。

3. 成熟期

当男性青春期性成熟后，初级精母细胞要进行减数分裂，每个初级精母细胞（$2n=46$）经减数第一次分裂形成两个次级精母细胞，此时细胞中染色体数目减半，即 $n=23$。每个次级精母细胞再进行减数第二次分裂，结果形成四个单倍体的精细胞（$n=23$）。精细胞有两种类型：23，X 和 23，Y。

4. 变形期

精细胞经过一系列的形态与生理变化，成为具有头、颈和尾的精子。精子中染色体数目仍为 23 条，分为 23，X 型和 23，Y 型，数量各占一半。人类精子的形成自青春期开始不断地进行，一般约 70 天完成一个周期。

二、卵子的发生

人类卵子的发生是在卵巢中进行的。其基本过程与精子的发生相似，但无变形期。

1. 增殖期

卵巢的生发上皮中的卵原细胞增殖也是经过多次有丝分裂进行的。卵原细胞（$2n=46$）增殖期发生在个体胚胎发育早期（大约胚胎 5 个月前），数量约为 400 万～500 万个。

2. 生长期

大约在胚胎 5 个月后，卵原细胞停止有丝分裂，生长成为初级卵母细胞（$2n=46$）。这一时期细胞质中积累了大量卵黄、RNA 和蛋白质等营养物质。出生后，大部分初级卵母细胞退化，大约只有 400 个的初级卵母细胞得以继续发育。

3. 成熟期

在成熟期，初级卵母细胞要进行减数分裂。当女性青春期性成熟后，每个月只有一个初级卵母细胞继续发育，先完成减数第一次分裂，产生两个细胞：一个体积较大的次级卵母细胞和一个体积较小的第一极体，它们染色体数均为 23 条。次级卵母细胞（$n=23$）和第一极体（$n=23$）继续进行减数第二次分裂，最终产生一个卵细胞（23，X）和三个极体（23，X），卵细胞不需变形，极体不能受精形成胚胎，最终退化。但是，女性排卵时停止于减数第二次分裂中期，必须在受精后才能完成减数第二次分裂，形成卵细胞。如未受精则将退化死亡。

练 习 题

一、填空题

1. 染色质与染色体是同一物质分别在_____期和_____期的不同表现。
2. 细胞周期是指细胞从_____到_____所经历的全过程。
3. 细胞周期包括_____、_____、_____和_____四个时期。
4. 有丝分裂（M 期）包括_____、_____、_____和_____四个时期。
5. 细胞有丝分裂中，DNA 复制_____次，细胞分裂_____次，最终产生的子细胞中染色体数目与母细胞的_____。
6. 有丝分裂中期时染色体排在_____。
7. 有丝分裂中核膜核仁逐渐消失发生在_____期，核膜核仁重新出现发生在_____期。
8. 男性初级精母细胞经过减数分裂产生____个精子，每个精子中染色体数目为____条。
9. 减数分裂中，DNA 复制_____次，细胞分裂_____次，1 个细胞最终产生____个细胞，每个细胞中染色体数目_____。
10. 同源染色体两两配对的现象称为_____。交叉现象发生在_____之间，实质是_____，是_____律的细胞学基础。

11. 根据内质网表面有无核糖体的附着，将内质网分为_____和_____两种类型。

12. 染色质的基本结构单位是_____，主要化学成分是_____和_____。

13. 细胞周期中，DNA 的合成发生在_____期。

14. 减数分裂的后期Ⅰ_____发生分离，是_____律的细胞学基础，_____的自由组合是_____律的细胞学基础。

15. 核仁的主要功能是合成_____。

16. 根据间期细胞核染色质形态的不同可分为_____和_____两种类型。

17. 细胞中具有消化、防御和保护作用的细胞器是_____。

18. 核糖体的功能主要是_____。

19. 细胞中进行有氧呼吸和供能的场所的细胞器是_____。

20. 精子的发生包括_____、_____、_____和_____四个时期。

二、单项选择题

1. 真核生物细胞内最重要的结构是_____。
A. 细胞膜　　　　B. 细胞质　　　　C. 细胞核　　　　D. 细胞器

2. 有丝分裂时染色体排在细胞中央赤道面上发生在_____。
A. 前期　　　　B. 中期　　　　C. 后期　　　　D. 末期

3. 经过减数分裂，一个初级卵母细胞最终产生_____个卵子。
A. 1　　　　B. 2　　　　C. 3　　　　D. 4

4. 有丝分裂中核膜核仁逐渐消失发生在_____。
A. 前期　　　　B. 中期　　　　C. 后期　　　　D. 间期

5. 真核细胞区别于原核细胞的主要标志是_____。
A. 细胞膜　　　　B. 细胞质　　　　C. 细胞核　　　　D. 细胞壁

6. 一对同源染色体包含____个二分体。
A. 1　　　　B. 2　　　　C. 3　　　　D. 4

7. 经过减数分裂，成熟的生殖细胞中染色体数目只有_____。
A. 46 条　　　　B. 原来的一半　　　　C. 23 条　　　　D. 69 条

8. 减数分裂时细胞连续分裂____次。
A. 一　　　　B. 两　　　　C. 三　　　　D. 四

9. 细胞周期是指_____。
A. 从一次细胞分裂开始到下一次细胞分裂开始
B. 从一次细胞分裂开始到下一次细胞分裂结束
C. 从一次细胞分裂结束到下一次细胞分裂开始
D. 从一次细胞分裂结束到下一次细胞分裂结束

10. 间期细胞核没有_____结构。
A. 染色体　　　　B. 染色质　　　　C. 核膜　　　　D. 核仁

11. 染色质的基本结构单位是_____。
A. 染色体　　　　B. 核小体　　　　C. 基因　　　　D. DNA

12. DNA 的合成发生在细胞周期的_____期。

A. G₁   B. G₂   C. S   D. M

13. 减数分裂时，同源染色体的分离发生在_____。

A. 前期Ⅰ   B. 中期Ⅰ   C. 后期Ⅰ   D. 后期Ⅱ

14. 减数分裂中，染色质复制_____。

A. 一次   B. 两次   C. 三次   D. 四次

15. 同源非姐妹染色单体的交叉发生在_____。

A. 细线期   B. 偶线期   C. 粗线期   D. 双线期

16. 减数分裂时，非同源染色体的自由组合是_____的细胞学基础。

A. 分离律   B. 自由组合律   C. 连锁和互换律   D. 以上都是

17. 细胞中的供能中心是_____。

A. 核糖体   B. 核膜   C. 线粒体   D. 内质网

18. 下列选项中，具有合成蛋白质功能的是_____。

A. 核糖体   B. 线粒体   C. 粗面内质网   D. 滑面内质网

19. 下列选项中，细胞器中含有少量DNA的是_____。

A. 线粒体   B. 内质网   C. 核糖体   D. 核膜

20. 下列选项中，不是高尔基复合体功能的是_____。

A. 将粗面内质网合成并转运来的分泌蛋白质进行加工、浓缩后，运输出胞

B. 参与糖蛋白的合成与修饰

C. 合成蛋白质

D. 分选蛋白质

三、问答题

1. 什么是细胞周期？简述细胞周期的分期。

2. 比较有丝分裂与减数分裂特点异同。

3. 减数分裂有何意义？

4. 比较精子和卵子发生过程的异同。

5. 真核细胞核的构造如何？有何作用？

阅读材料

如何进行人工授精

首先，需对接受人工授精的不孕女性做详细的妇科检查，看是否具备接受人工授精的条件。

然后估计排卵日，以选择最佳的授精时间。常用的估计排卵日的方法包括测定基础体温、宫颈黏液（一般在排卵前4～5天出现），或接近排卵日连续测定尿黄体生成素的峰值，或连续阴道超声波检查等。

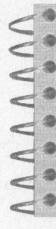

在女方估计排卵期前，让供精者取出精液。对精液进行化验，若结果显示精液密度及活动度正常，待其精液液化后，用注射器或导管将精液注入阴道、子宫颈周围及子宫颈管内。女方卧床休息 2～3h 使精液不致排出。

每位女性在一个月经周期中可进行 3 次人工授精，即在排卵日前 3 天开始，若按小时计算，即在排卵日前 72h、24h 和排卵后 24h 各进行一次，若在一个月经周期中未能受孕，可连续做几个周期。必要时可用药物诱导排卵和调整好排卵期，以提高受孕率。判定人工授精的成败一般以 12 个周期为界。

第三章 人类染色体与染色体病

【学习指南】

1. 掌握人类染色体的数目、形态结构和类型。

2. 掌握人类染色体的核型及核型分析方法，了解人类染色体的显带技术，学会人类细胞遗传学命名的国际体制。

3. 掌握染色体畸变的概念、类型和核型描述方法，熟悉染色体畸变发生的原因及形成机制。

4. 掌握染色体病患者的核型及其主要临床表现，熟悉常见染色体病产生原因及预防措施。

5. 熟悉性染色质。了解莱昂假说。

染色体是生物遗传物质的载体，具有贮存遗传信息、表达遗传信息的功能，并在一定程度上控制着生物的生长、发育和分化。1956 年，华裔学者蒋有兴（Tjio）和瑞典学者莱温（Levan）通过实验最先确定了人类体细胞染色体数目为 46 条。随着染色体染色技术的提高，非显带和显带技术的成功应用，为研究染色体的微观结构提供了可能。1959 年 Lejeune 发现第一例染色体病——先天愚型为 21 三体所引起，继之又发现 Turner 综合征和 Klinefelter 综合征为性染色体异常所引起，并逐渐形成以研究染色体异常和临床疾病之间关系的一门边缘学科——临床细胞遗传学。迄今已正式命名的染色体异常综合征有 100 多种，各种染色体异常近10000 种。另外，在恶性肿瘤中发现 100 多种染色体异常。20 世纪 80 年代以来，由于分子生物学的迅速发展及中期荧光原位杂交、显微切割及染色体涂染等技术可直接检测染色体及其间期核上 DNA 片段的改变，使细胞水平的研究与分子水平的探索衔接起来，并结合形成新的领域——分子细胞遗传学，从基因分子水平上揭示各种遗传病及肿瘤的本质。

第一节 人类染色体的基本特征

一、人类染色体的数目、形态结构和类型

（一）人类染色体的数目

人类染色体的数目是恒定的。人类体细胞含有 46 条染色体，由两组构成，每组 23 条称为一个染色体组（chromosome set），两个染色体组分别来自父亲和母亲性细胞的全部染色体。

（二）人类染色体的形态结构

染色体（chromosome）的形态结构在细胞增殖周期中处于动态变化。一般在细胞分裂中期的染色体形态和结构最为清晰，也最易辨认和区别，因此常选分裂中期的染色体用于染色体研究及染色体病的诊断检查（图 3-1）。

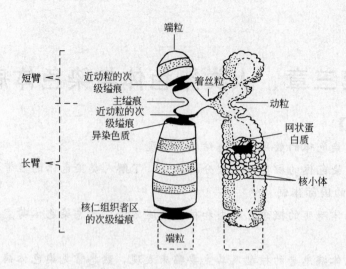

图 3-1　染色体的形态结构

每条分裂中期的染色体由两条染色单体构成，各含有一个 DNA 分子，互称姐妹染色单体（sister chromatid），姐妹染色单体仅在着丝粒处相连。着丝粒区相对解旋内缢，染色时着色较浅称为主缢痕。着丝粒两侧为纺锤丝附着位点，称动粒或着丝点，在细胞分裂时与染色体移动有关。着丝粒将染色体分成两部分，较短的称为短臂，用 p 表示；较长的称为长臂，用 q 表示。在长臂、短臂的末端各有一特化部分，称为端粒，为高度重复的 DNA 序列，对维持染色体形态结构的稳定性和完整性起着重要作用。着丝粒和端粒是染色体稳定存在的必要条件，若着丝粒丢失，在细胞分裂时则染色体不能与纺锤丝相连而导致染色体缺失；若端粒丢失，染色体末端将失去稳定性，会发生染色体间非正常连接，形成染色体畸变。在有些染色体长臂、短臂上有时可见浅染内缢区，称次级缢痕。在近端着丝粒染色体短臂的远端有一球状结构，称为随体（satellite），随体与短臂间的细丝结构称随体柄，亦称次级缢痕，与核仁的形成有关，称核仁组织者（NOR），是核糖体 RNA 基因存在处。

（三）人类染色体的类型

人类染色体上着丝粒的位置是相对恒定的，根据着丝粒的位置和染色体的大小可以把人类染色体分为三种：①中央着丝粒染色体。着丝粒位于或靠近染色体中央（1/2～5/8），将染色体分成长短相近的两个臂。②亚中央着丝粒染色体。着丝粒略偏向一端（5/8～7/8），将染色体分成长短明显不同的两个臂。③近端着丝粒染色体。着丝粒靠近一端（7/8～末端），短臂很短（图 3-2）。

二、人类染色体的正常核型

核型（karyotype）是指将一个体细胞的全部染色体按染色体的长短、大小和着丝粒位置顺序排列、配对并编号、分组所构成的图形。

1960 年在美国丹佛召开了第一届国际细胞遗传学会议，在 1963 年、1966 年又继续召开了两次会议，讨论并制定了人类有丝分裂中期染色体的识别、编号、分组以及核型描述（包括染色体数目和结构异常的核型描述）等一套统一的标准命名系统，作为识别和分析人类染色体的依据。其内容主要根据染色体的长度和着丝粒的位置，将人类体细胞的 46 条染色体分为 23 对，按长短、大小顺序排列编号，其中 1～22 对为男女所共有，称常染色体，由大

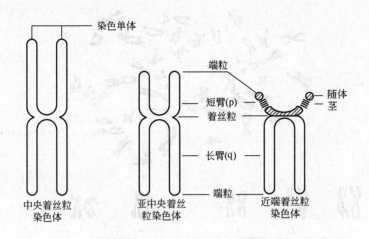

图 3-2 染色体的三种类型图解

到小编为 1~22 号，并分为 A、B、C、D、E、F、G 共 7 个组；另一对随男女性别而异，称性染色体，女性为 XX，男性为 XY。X 染色体较大，是亚中央着丝粒染色体，列入 C 组；Y 染色体小，是近端着丝粒染色体，列入 G 组。

（一）非显带染色体核型

20 世纪 70 年代以前，采用 Giemsa 常规染色的标本，染色体的着色比较均匀，称为非显带染色体标本。通常是通过显微摄影将一个体细胞内的全部染色体照相放大，并将照片上的染色体一一剪下，按其大小、长短、着丝粒位置等形态特征配对、编号和分组排列所构成的图形即为非显带核型（表 3-1，图 3-3）。对这些图形进行染色体数目及形态特征的分析称为非显带核型分析。

表 3-1 人类染色体分组与各组形态特征

组别	染色体编号	大小	着丝粒位置	次级缢痕	随体	鉴别程度
A	1~3	最大	1、3 号中央着丝粒；2 号亚中央着丝粒	1 号常见	无	可鉴别
B	4~5	大	亚中央着丝粒	无	无	不易鉴别
C	6~12；X	中等	亚中央着丝粒	9 号常见	无	难鉴别
D	13~15	中等	近端着丝粒	无	有	难鉴别
E	16~18	较小	16 号中央着丝粒；17、18 号亚中央着丝粒	16 号常见	无	可鉴别
F	19~20	小	中央着丝粒	无	无	不易鉴别
G	21~22；Y	最小	近端着丝粒	无	有（Y 除外）	可鉴别

按照国际体制标准，在描述一个核型时，记载的首项是染色体总数（包括性染色体），然后是一个逗号，最后是性染色体组成。其书写方式为：正常男性核型为 46，XY；正常女性核型为 46，XX。

（二）显带染色体核型

在单纯用 Giemsa 常规染色的标本上，只能根据染色体大小和着丝粒的位置大致识别出染色体，无法准确识别，至于染色体的微细结构畸变就更难发现。自从 20 世纪 70 年代以来多种显带技术的相继问世和发展，使每条染色体都可被准确识别和鉴定，甚至微小的染色体结构异常也可被检出，显带技术极大地促进了细胞遗传学的发展，为人类染色体的深入研究

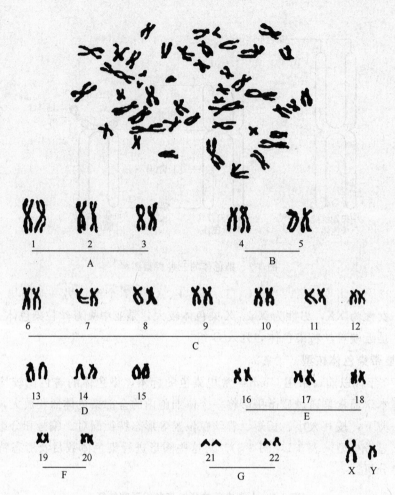

图 3-3　正常人非显带核型（男性）图

奠定了基础。

1. 染色体显带技术

用特殊的方法染色，使染色体在其长轴上显出明暗交替带纹的技术叫显带技术，简称显带。显带分为整体显带和局部显带。主要有 Q 带、G 带、R 带、C 带、T 带、N 带和高分辨 G 带等。

（1）Q 带　1968 年瑞典细胞化学家 Caspersson 首先用荧光染料氮芥喹吖因处理中期染色体，染色体在荧光显微镜下可观察到宽窄不一、亮度不同的带纹（band），称为 Q 带。Q 带特征是带纹明显，显带效果稳定，但荧光持续时间短，标本不能长期保存，必须即刻观察并摄影。

（2）G 带　将染色体标本经胰蛋白酶、碱或其他盐溶液预处理后，再用 Giemsa 染色，显示出的深浅交替的带纹，称 G 带。G 带在普通光学显微镜下就能观察。G 带带型与 Q 带带型基本相似，即 G 带的深带相当于 Q 带的亮带，浅带则相当于暗带。其操作简单，带纹清晰，标本可长期保存，重复性很好，是目前为止使用最广泛的一种带型。G 显带方法有多种，其中最常用是胰蛋白酶处理法（GTG 法）（图 3-4）。

（3）R 带　染色体标本先经热磷酸盐溶液（80～90℃）处理，再用 Giemsa 染料染色后显示出的深浅相间的带纹，称 R 带。R 带的带纹刚好与 G 带相反，即 G 带深染部分，R 带浅染；G 带浅染部分，R 带深染。经 G 显带和 Q 显带的染色体，其两臂末端均为浅带，而经 R 显带的染色体末端则为深带，因此 R 带有利于观察末端区的结构异常。一般 R 带主要用于研究染色体末端缺失和结构重排。

上述 Q、G、R 三种带型为染色体整体显带。

（4）C 带 与上述 Q、G、R 带不同，将染色体标本经热碱［Ba（OH）₂ 或 NaOH］处理后，再用 Giemsa 染色，只在染色体的局部区域着色深染。每条染色体的着丝粒区特异性着色，故称着丝粒带，也称 C 带。C 带显示的是紧邻着丝粒的结构异染色质区，由于 1 号、9 号、16 号染色体近着丝粒处的次级缢痕及 Y 染色体长臂远端为结构异染色质区，

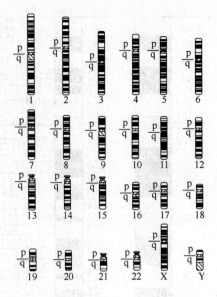

图 3-4　正常人类染色体 G 显带核型

也呈明显的深染带。所以 C 带技术通常用来检测着丝粒区、Y 染色体及次级缢痕区结构上的变化（图 3-5）。

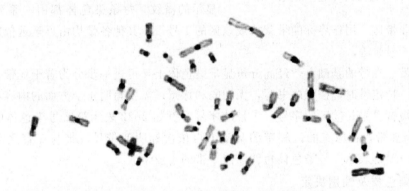

图 3-5　正常人类染色体 C 显带核型

（5）T 带 将染色体标本加热处理后再用 Giemsa 染色，可使染色体末端端粒特异性深染，称 T 带或端带。用以分析染色体末端结构有无异常。

（6）N 带 用硝酸银染色，可使近端着丝粒染色体的随体及核仁组织区（NOR）呈现黑色银染，称 N 带。NOR 的可染性决定其功能活性，具转录活性的 NOR 被着色。该技术为肿瘤细胞及减数分裂等方面的研究开辟了新的途径。

（7）高分辨 G 带 采用常规 G 显带技术，在中期单倍染色体上一般显示 320 条带。20世纪 70 年代后，应用细胞增殖同步化技术和秋水仙碱短时间处理以及改进的显带技术，在细胞分裂的早前期、早中期或晚前期可获得更多分裂相和带纹更多的染色体，早中期单倍染色体能显示 550～850 条带，晚前期染色体能显示 850～1250 条带。这种染色体称为高分辨 G 带染色体。因此，在常规 G 带的水平上又细分出亚带和次亚带。这就为鉴别更微小的染色体结构畸变、更准确地进行基因定位以及肿瘤染色体研究等提供了更为有利的技术手段。

2. 显带染色体核型的识别和命名

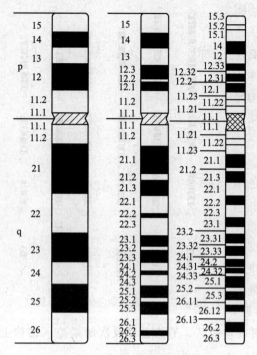

图 3-6　人类显带染色体模式图

随着显带技术的应用和发展，要求对显带染色体的识别和描述有一个统一的标准，以便相互进行交流。根据 1971 年巴黎会议的建议和 1972 年爱丁堡会议的决定，绘制了人类显带染色体模式图（图 3-6），提出了区分每个显带染色体区、带的统一标准。

在显带染色体长臂、短臂上，均有一系列连续的深浅不同的带，没有非带区。依照染色体着丝粒和长臂、短臂上的明显特征作为界标，将每条染色体区分为若干个不同的区和带（图 3-7）。

（1）界标（land mark）　每条显带染色体都以其显著形态特征为界标，包括染色体两臂的末端区、着丝粒和某些明显的深染带或浅染带，是识别染色体的重要特征。

（2）区（regoin）　两个相邻界标之间的染色体区段。

（3）带（band）　显带技术处理过的染色体显示的横纹，每条染色体都由一系列连贯的带组成，没有非带区。用作界标的带就构成该区的 1 号带，其他各带均由近至远依次编号为该区的 2、3、4 号带等。

（4）亚带　在带的基础上，经高分辨显带染色体上又可进一步分为若干亚带。

描述某一特定带时，按顺序书写，无间隔和标点，需要写明 4 个方面的内容：①染色体序号；②长短臂符号；③区的序号；④带的序号。例如 2p22 表示第 2 号染色体的短臂 2 区 2 带。如果有亚带，在原有的区和带的基础上再依次标明亚带号，带与亚带之间用圆点隔开。如 2p22·1 即表示 2 号染色体短臂 2 区 2 带的 1 亚带。

三、性染色质及性别决定

性染色质（sex chromatin）是性染色体在间期细胞核中的表现形式。性染色质包括两种：X 染色质和 Y 染色质。

1. X 染色质

X 染色质又名巴氏小体（Barr body）或 X 小体，这是一种浓缩的、惰性的异染色质化的小体。

女性体细胞中有两条 X 染色体，而男性只有一条，因此 X 连锁基因在男女体细胞中自然存在着数量上的差异。但是女性两条 X 染色体上每个基因座的一对等位基因所形成的产物为什么并不比只有一条 X 染色体的男性多呢？事实上男、女在 X 连锁基因的产物上是基本相同的。为此，1961 年莱昂（Ma-

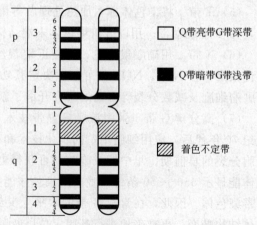

图 3-7　显带染色体界标、区、带示意图

ry Lyon）提出了 X 染色体失活假说，即莱昂假说（Lyon hyporhesis），其要点如下：

① 女性的两条 X 染色体，只有一条具有转录活性，另一条失去活性，在间期细胞核中高度螺旋化呈异固缩状态紧贴于间期细胞核膜内缘，大小约 1μm 的浓染小体，即 X 染色质（图 3-8）。

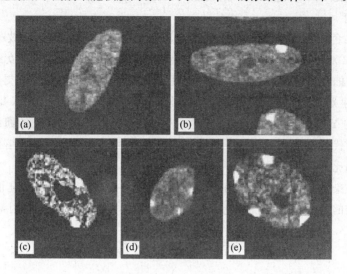

图 3-8　X 染色质

（a）、（b）、（c）、（d）、（e）分别为含 0、1 个、2 个、3 个、4 个 X 染色质

② X 染色体的失活是随机的，可以是父源的 X 染色体，也可以是母源的。但一旦失活的 X 染色体是父源的，那么由此细胞分裂产生的所有子代细胞都是父源的，反之一样。

③ X 染色体的失活发生在胚胎早期，人类大约在妊娠后第 16 天，在此前所有胚胎细胞的 X 染色体都是有活性的。

通过检查 X 染色质的数目可以计算出细胞中 X 染色体的数目，其方法是：X 染色质数＝X 染色体数－1。需要特别注意的是，虽然失活的 X 染色体上的基因并非全部失活，一部分基因仍保持转录活性，然而，X 染色体数目异常的个体在表型上还是与正常个体有较大差异，表现出特定的临床症状。

2. Y 染色质

1970 年 Pearson 观察用荧光染料染色后的男性间期细胞，在其核内可见到一个大小 0.3μm 的强荧光圆形小体，即 Y 染色质（图 3-9），是男性间期细胞核所特有的结构，为 Y

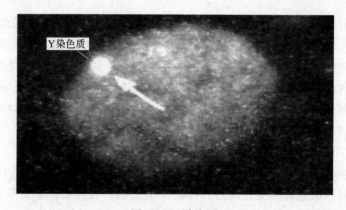

图 3-9　Y 染色质

染色体长臂远端 2/3 区段的异染色质。一个正常男性体细胞中,含有一个 Y 染色质,即体细胞中 Y 染色质数目＝Y 染色体数目。

通过间期细胞中 X 染色质和 Y 染色质的检查,可以对个体进行性别鉴定。

3. 性别决定

人类的 X 染色体和 Y 染色体与性别决定和分化有着密切的关系,被称为性染色体。人类体细胞中有 23 对染色体,其中 22 对为常染色体,是同源染色体,男女组成一样;另一对为大小形态不同的性染色体,男女有别,女性为 XX(同型性染色体),男性为 XY(异型性染色体)。产生生殖细胞时男性将产生比例相同的两种不同的精子(含 X 染色体的 X 型精子和含 Y 染色体的 Y 型精子),而女性只产生一种类型(含 X 染色体)的卵细胞。X 型精子与卵细胞结合的后代为女孩,Y 型精子与卵细胞结合的后代为男孩。这种结合是随机的,自然情况下男女性别比为 1:1。

性别是由性染色体决定的,但由于 Y 染色体短臂上有一个决定睾丸形成的 *SRY* 基因,该基因具有强烈的男性化作用,不论有几条 X 染色体,只要有 *SRY* 基因都将发育为男性。

第二节　人类染色体的畸变

一、染色体畸变的概念

染色体畸变(chromosomal aberration)是指在一定条件影响下,染色体数目和形态结构上发生的异常改变。染色体畸变涉及染色体数目或节段上基因群的增减或位置转移,从而破坏了遗传物质相互作用的平衡关系,影响细胞正常的遗传功能,从而影响细胞的正常物质代谢和个体发育,进而引起染色体病的形成。染色体畸变可以是自发产生的,也可由外界因素(电离辐射、诱变剂、病毒等)诱发产生。

二、染色体畸变发生的原因

染色体畸变发生的原因有许多种,归纳起来主要有母亲年龄、物理因素、化学因素、生物因素和遗传因素等。

1. 母亲年龄

母亲受孕时年龄过大,母体卵子老化不能正常进行减数分裂和受精卵早期所处的宫内环境不良引起畸变。

2. 物理因素

染色体对辐射敏感,孕妇接触放射线后,其子代发生染色体畸变的危险性增加。自然界里存在着各种各样的射线,虽剂量极微,对人体也会产生一定影响,对人类有极大的潜在危险。当人体受到辐射后,可引起细胞内染色体发生畸变。最常见的畸变类型有染色体断裂、不分离、缺失、易位和核内复制等,这些都可能使个体的性状表现异常。而且畸变的频率和严重程度随辐射剂量的增高而增高。辐射线有两大类:一类是电磁波射线,如 X 线、α 射线;另一类是高能粒子,如 α 粒子、β 粒子和中子所产生的射线。

3. 化学因素

一些化学药物、抗代谢药物、抗肿瘤药(环磷酰胺、氮芥、马利兰等)和毒物都是染色体的诱变剂,能导致染色体畸变。农药如有机磷杀虫剂、敌百虫、乐果等;工业毒物如苯、甲苯、砷、硫化物等都会使染色体畸变率增高;一些化学物质如亚硝酸盐、羟胺等亦可使染色体发生变化，诱发基因突变。

4. 生物因素

病毒和细菌产生的毒素都具有一定致癌作用，而病毒本身就可引起染色体畸变，它主要是影响了 DNA 代谢导致染色体畸变和基因突变。流行性腮腺炎、风疹和肝炎等病毒都可以引起染色体断裂，造成胎儿染色体畸变。

5. 遗传因素

父母的染色体异常可能遗传给下一代。染色体畸变也可以从遗传获得，因此常具有家族倾向。

三、染色体畸变的类型

染色体畸变包括染色体数目畸变和染色体结构畸变两大类。

（一）染色体数目畸变及核型描述方法

精子或卵子中所具有的共 23 条的一套染色体称为染色体组，具有这样一个染色体组的细胞称为单倍体（haploid）（n），正常人类体细胞有两个染色体组即二倍体（$2n=46$）。以正常二倍体（$2n=46$）为标准，染色体数目的增加或减少，称染色体数目畸变，包括整倍性改变和非整倍性改变两种。

1. 整倍性改变

染色体数在二倍体（$2n$）的基础上成倍地增加或减少，叫整倍性改变。可形成单倍体或多倍体（polyloid）。人类单倍体是生殖细胞。多倍体有三倍体（triploid）（$3n$）、四倍体（tetraploid）（$4n$），三倍体以上统称为多倍体。人类三倍体是致死的，在流产胎儿中较常见，常见于妊娠前 3 个月的自然流产胎儿，故在活婴中极为罕见。多倍体是自然流产的重要原因之一，约占流产的 22%。

三倍体形成的机制如下。①双雄受精。是指同时有两个精子进入一个卵子而受精，形成一个三倍体的受精卵。②双雌受精。是指一个精子与含有两个染色体组的异常卵细胞受精而成三倍体的受精卵（图 3-10）。

四倍体形成的机制主要是核内复制和核内有丝分裂。核内复制是指在一次细胞分裂时，染色体复制两次，细胞分裂后，形成两个四倍体的子细胞；核内有丝分裂是指细胞有丝分裂时，染色体正常复制一次，但进入中期核膜不消失，细胞不分裂，结果形成四倍体细胞。

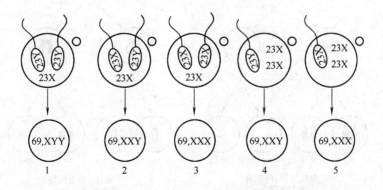

图 3-10　三倍体发生原理示意图

1，2，3—双雄受精；4，5—双雌受精

2. 非整倍性改变

非整倍性（aneuploid）改变是指一个体细胞内染色体数目比二倍体增加或减少一条或数条，而不是成倍的增减，这种细胞或由此细胞构成的生物个体称非整倍体。包括：①亚二倍体（hypodiploid）。指细胞内或个体内染色体数目少于 46 条，主要有单体（$2n-1$）、双单体（$2n-1-1$）、缺体（$2n-2$）等。②超二倍体（hyperdiploid）。指细胞或个体内染色体总数多于 46 条，主要有三体（$2n+1$）、双三体（$2n+1+1$）、四体（$2n+2$）。③假二倍体（pseudodiploid）。指染色体总数不变，增加和减少的染色体数目相等。在亚二倍体中，丢失某一条染色体就构成某号染色体的单体型（monosomy）；在超二倍体中，某号染色体多出一条时就构成某号染色体的三体型（trisomy）；若体细胞中某号染色体具有 4 条或 4 条以上，则称为多体型（polysomy）。

非整倍体产生的原理：非整倍体形成的主要原因在于生殖细胞减数分裂或受精卵的早期卵裂过程中出现了染色体不分离或丢失。

（1）染色体不分离（nondisjunction） 是指细胞分裂时某些染色体没有按正常的机制分离，从而造成两个子细胞中染色体数目的不平等分配。主要有：①减数第一次分裂不分离。是某对同源染色体彼此没有分开，同时进入一个子细胞，再经过减数第二次分裂后形成有 24 条（$n+1$）染色体或 22 条（$n-1$）染色体的配子，正常受精则分别产生三体型（$2n+1$）或单体型（$2n-1$）胚胎 [图 3-11（a）]。②减数第二次分裂不分离。减数第二次分裂时，姐妹染色单体不分离。它们进入同一个子细胞，形成带有 24 条（$n+1$）或 22 条（$n-1$）染色体的配子。如正常受精也将分别产生三体型（$2n+1$）或单体型（$2n-1$）胚胎 [图 3-11（b）]。③有丝分裂不分离。是指有丝分裂时，姐妹染色单体不分离。如果发生在卵裂的早期，则胚胎内可明显存在染色体数目不同的单体型（$2n-1$）、三体型（$2n+1$）和正常二倍体（$2n$）多个细胞系。

（2）染色体丢失（chromosome loss） 在细胞分裂时，某一条染色体的着丝粒未能与纺锤丝相连，因而在后期不能被拉向细胞的任何一极；或者某条染色体向一极移动迟缓，导致该染色体不能随其他染色体一起被包围在新的细胞核内而丢失，使分裂后的一个子细胞成为

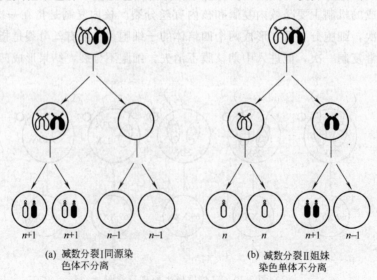

(a) 减数分裂I同源染色体不分离　　(b) 减数分裂II姐妹染色单体不分离

图 3-11　减数分裂染色体不分离示意图

缺少一条染色体的单体型（2n−1）。

3. 嵌合体

嵌合体（mosaic）是指内同时存在两种或两种以上不同核型的细胞系的个体。嵌合体的形成主要是在受精卵早期卵裂时发生染色体丢失或者某号姐妹染色单体不分离所致。

染色体不分离若发生在受精卵的早期卵裂阶段，就会形成由三体型（2n+1）、单体型（2n−1）与二倍体的细胞系所形成的嵌合体。当染色体丢失发生在受精卵早期卵裂时，可使该个体内同时出现二倍体和亚二倍体的细胞，成为二倍体/亚二倍体嵌合体。如 45，X/47，XXX。

在嵌合体中，患者症状的轻重程度往往取决于正常核型与异常核型细胞之间的比例。所以，当异常核型的细胞系与正常细胞系嵌合时，患者所表现的症状往往比异常核型的纯合体要轻。

4. 染色体数目异常核型的描述

描述内容为"染色体总数（包括性染色体），性染色体组成，+（−）畸变染色体序号"。例如"47，XY，+21"表示含有 47 条染色体的男性多了一条 21 号染色体；"45，X"表示含 45 条染色体的女性只有一条 X 染色体。

（二）染色体结构畸变

1. 染色体结构畸变产生的机制

在物理、化学和生物等因素作用下可使染色体发生断裂（breakage）。染色体结构畸变是染色体或染色单体发生断裂后经非正常连接而造成的。染色体断裂后，其断端具有黏性，可以在原位重接愈合，也易与其他断端变位重接。由于染色体或染色单体发生断裂的部位及重接方式的不同，可以形成多种类型的结构畸变，形成衍生染色体，这个过程叫染色体重排（rearrangement）。断裂和变位重排是染色体结构畸变产生的重要基础。如果畸变的染色体能够稳定地通过细胞有丝分裂而传给子代细胞，称为稳定型的染色体结构畸变。这种畸变包括缺失、倒位、重复、易位和等臂染色体等。而那些不能稳定地通过有丝分裂传给子代细胞的畸变称为非稳定型结构畸变。这种畸变包括无着丝粒断片、双着丝粒染色体、环状染色体等。

2. 染色体结构畸变的描述

人类染色体及畸变的命名符号见表 3-2。

表 3-2　显带核型分析中常用的符号和缩写术语

符号、术语	含　义	符号、术语	含　义
ace	无着丝粒断片	rcp	相互易位
cen	着丝粒	rea	重排
del	缺失	rob	罗伯逊易位
der	衍生染色体	t	易位
dic	双着丝粒染色体	ter	末端
fra	脆性部位	+或−	增加或减少
i	等臂染色体	:	断裂
ins	插入	::	断裂与重接
inv	倒位	()	括号内为结构异常的染色体
p	短臂	;	用于重排中分开染色体
q	长臂	/	嵌合体
r	环状染色体	→	从…到…

染色体结构畸变可用简式（简化体系）和详式（详细体系）两种方式进行描述。

（1）简式　用简式表示时需要依次写明如下内容：①染色体总数；②性染色体组成；③畸变类型的符号；④在括号内写明受累染色体的序号；⑤在接着的另一括号内写明受累染色体断裂点的区带号。

（2）详式　用详式表示时，简式的①、②、③、④项内容都适用，不同的是在最后的括号内，要描述重排染色体带的构成，而不只是描述断裂点。要描述重排染色体带的构成。描述染色体带的构成时，一般从短臂端开始，一直到长臂端；若无短臂端，则从长臂端开始。

3. 染色体结构畸形的常见类型

（1）缺失（deletion，del）　缺失是指染色体某处发生断裂后其无着丝粒断片丢失所形成的一种结构畸变。缺失可分为末端缺失和中间缺失两种类型。

① 末端缺失。染色体长臂或短臂末端发生一次断裂且片段丢失，称为末端缺失 [图3-12（a）]。

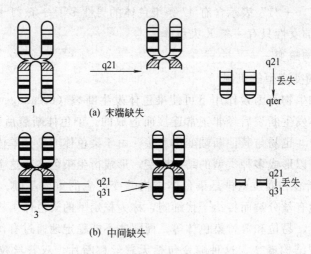

图 3-12　染色体缺失

简式表示：46，XX，del（1）（q21）

详式表示：46，XX，del（1）（pter→q21）

该式表示1号染色体长臂2区1带发生断裂，其远端断片 q21→qter 已丢失。

② 中间缺失。是指某染色体的长臂或短臂内发生两次断裂并丢失两断点之间的节段，而两断端重接形成的结构畸形称中间缺失 [图3-12（b）]。

简式表示：46，XX，del（3）（q21 q31）

详式表示：46，XX，del（3）（pter→q21::q31→qter）

（2）倒位（inversion，inv）　倒位是指某一染色体同时出现两次断裂，两断裂点中间片段旋转180°后再重接，使其基因排列顺序颠倒。根据倒位的片段是否涉及染色体着丝粒区域可分为臂内倒位和臂间倒位。

① 臂内倒位。是指某染色体长臂或短臂内发生两次断裂，中间的片段旋转180°后又重接所形成的倒位 [图3-13（a）]。此图为1号染色体短臂2区2带和短臂3区4带发生的断裂和重接，两断裂点间的片段仍存在，但带序发生了颠倒，其基因排列顺序也颠倒了。

简式表示：46，XX，inv（1）（p22p34）

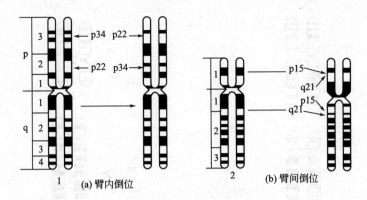

(a) 臂内倒位　　　　　　　(b) 臂间倒位

图 3-13　染色体倒位示意图

详式表示：46，XX，inv（1）(pter→q34∶∶q22→p34∶∶p22→qter)

② 臂间倒位。指某染色体长臂和短臂同时各发生一次断裂后，两断裂点间的片段旋转180°后重接而形成的倒位［图 3-13（b）］。此图为 4 号染色体在短臂 1 区 5 带和长臂 2 区 1 带各发生一次断裂，两断裂间含着丝粒的片段旋转 180°后再重接。

简式表示：46，XY，inv（2）(p15q21)

详式表示：46，XY，inv（2）(pter→p15∶∶q21→p15∶∶q21→qter)

原发性倒位畸变一般没有遗传物质的丢失，只是基因顺序的改变，其个体不表现任何性状改变，称为倒位携带者。据报道，倒位畸变已发现 47 种（臂内倒位 23 种、臂间倒位 24 种），其中 9 号染色体臂间倒位较为多见，人群发生率约 1‰。

（3）易位（translocation，t）　某一染色体断裂后的片段连接到另一条非同源染色体上的现象称易位。易位有多种形式，包括单方异位、相互易位、罗伯逊易位、整臂易位和复杂易位，这里主要介绍相互易位和罗伯逊易位。

① 相互易位（reciprocal translocation）。相互易位为较常见的染色体结构畸变，是指两条非同源染色体同时各发生一处断裂，相互交换断片后重接。其结果是形成两条重排染色体。图 3-14 表示 2 号染色体与 5 号染色体各分别在长臂的 2 区 1 带和 3 区 1 带断裂，互换断片后重接。

简式表示：46，XY，t（2；5）(q21；q31)

详式表示：46，XY，t（2；5）　(2pter→2q21∶∶5q31→5qter；5pter→5q31∶∶2q21→2qter)

注意：两条常染色体相互易位要首先描述号序较小的染色体；如果相互易位发生在性染色体和常染色体之间，则首先描述性染色体。

相互易位仅仅是染色体断片位置的改变，通常不会产生明显的遗传效应，对个体发育一般无太大影响，这种易位称平衡易位。带有易位染色体而表型正常的个体称平衡易位携带者。一般人群中平衡易位携带者约 0.2%。

② 罗伯逊易位（Robertsonian translocation）。罗伯逊易位是相互易位的特殊形式。当两条近端着丝粒染色体在其着丝粒处或附近发生断裂，两者的长臂在着丝粒区融合形成一条大的亚中央或近中着丝粒染色体，通常又称着丝粒融合。图 3-15 表示 14 号和 21 号染色体形成的罗伯逊易位，其断裂和重接分别发生于 14 号 21 号染色体长、短臂 1 区 1 带，21p11

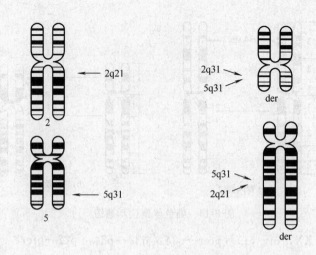

图 3-14　染色体相互易位

以远节段易位到 14q11 并连接，其余部分丢失。

简式表示：45，XX，−14，−21　+t（14；21）（q11；p11）

详式表示：45，XX，−14，−21　+t（14；21）（14qter→q11::21p11→21qter）

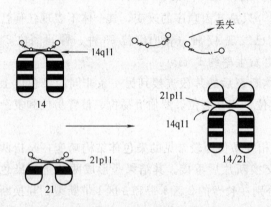

图 3-15　罗伯逊易位

（4）重复（duplication，dup）　重复是指染色体或染色单体发生断裂后所形成的断片插入到同源染色体或染色单体中，或者姐妹染色单体发生不等交换同样片段，同一条染色体的某个节段连续出现两份或两份以上的结构异常。若重复片段的方向与原片段方向一致，称正位重复；反之称为倒位重复。在同源染色体重组时染色体发生不等交换，有丝分裂时染色单体之间发生不等交换或是染色体出现片段的插入，均可导致染色体片段的重复。

染色体重复还包括其他的含义，如染色体组内任何额外染色体或其节段的增加，都可看成是相关部分的重复；多倍体、多体型和部分三体型等都是重复的不同形式。

（5）等臂染色体（isochromosome，i）　一条染色体的两个臂在形态和遗传结构上完全相同，称为等臂染色体。等臂染色体的形成可能是染色体的着丝粒发生横裂，形成两条只有一种染色体臂的染色体，经复制后就形成由两个短臂和两个长臂构成的染色体。在显带染色体上，可见带纹以中心粒为中心向远端依次对称排列的情形。例如 X 染色体着丝粒横裂形成的等臂染色体（图 3-16）。

简式表示：46，X，i（xp）或 46，X，i（xq）

详式表示：46，X，i（xp）（pter→cen→pter）或 46，X，i（xq）（qter→cen→qter）

染色体结构畸变除缺失、倒位、易位、重复和等臂染色体外，还存在一些特殊的结构畸

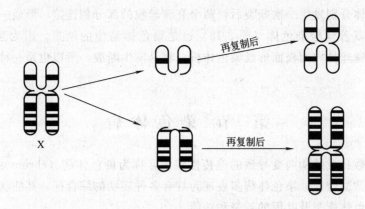

图 3-16 等臂染色体

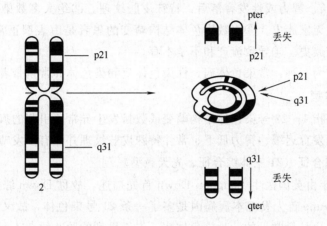

图 3-17 环状染色体

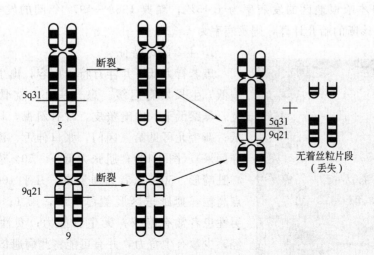

图 3-18 双着丝粒染色体

变，如环状染色体、双着丝粒染色体等。环状染色体是指一条染色体长臂、短臂同时发生一次断裂后，含有着丝粒的大片段长臂和短臂在断裂端重接而形成（图 3-17）。双着丝粒染色体是指两条染色体分别发生一次断裂后，两个有着丝粒的部分相连接，形成一条带有两个着丝粒的染色体。双着丝粒染色体（图 3-18）也是染色体易位的结果。因为当细胞分裂时，两个着丝粒被纺锤丝拉向两极而形成染色体桥，容易发生断裂，所以也是一种不稳定的结构畸变。

第三节　染色体病

人类染色体数目或结构畸变导致的遗传性疾病，称为染色体病（chromosome disease），也称为染色体异常综合征。染色体病多表现为具有多种症状的综合征，其症状表现的轻重程度主要取决于染色体所累及基因的数量和功能。

染色体病在临床和遗传上一般具有如下特点：①染色体病患者均有先天性多发畸形（包括特殊面容），生长、智力或性发育落后，特殊皮肤纹理。②绝大多数染色体病患者呈散发性，这类患者往往无家族史。③少数染色体结构畸变的患者是由表型正常的双亲遗传而得，这类患者常伴有家族史。④导致流产和不孕不育。

染色体病可分为三种：常染色体病、性染色体病和染色体异常携带者。

一、常染色体病

常染色体病是指 1～22 号染色体结构畸变或数目发生异常所引起的疾病。这类疾病共有的临床特征有生长发育迟缓、智力低下、常伴特殊皮肤纹理并伴有多发畸形等。

（一）Down 综合征（21 三体综合征、先天愚型）

本病于 1866 年由英国医生 Langdon Down 首先描述，故称 Down 综合征。1959 年法国细胞遗传学家 Lejeune 首先发现本病病因是多了一条 21 号染色体，故又称 21 三体综合征。这是人类最早确认也是最常见的一种染色体病。先天愚型的胎儿约 3/4 死于宫内而导致流产或死产，在新生儿中的发病率约为 1/800～1/600。根据丹麦和瑞典的资料，1960～1971 年 12 年间丹麦哥本哈根地区的发病率为 1.15‰；瑞典 1968～1977 年间的发病率为 1.28‰，如果加上产前诊断的胎儿计算，则发病率为 1.32‰。

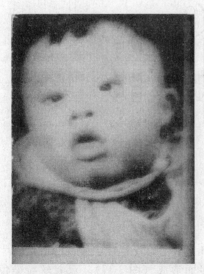

图 3-19　先天愚型患者

1. 主要临床特征

患者智力低下并伴有特殊面容，出生时体重和身高偏低，生长发育迟缓。患儿头小，枕骨扁平，眼距过宽，鼻梁低平，内眦赘皮，常有斜视，耳廓畸形，耳位低；新生儿可见第三囟门，张口伸舌、流涎（又称伸舌样痴呆）（图 3-19）；肌张力低下。50％患者伴有先天性心脏畸形，50％患者为通贯掌，几乎 100％的患者三叉点高位，拇趾球区胫侧弓形纹，第 1、2 趾间间距宽。男性患者常有隐睾，无生育能力；女性患者通常无月经，少数有生育力，并有可能将此病遗传给下一代。

2. 核型分析

已发现先天愚型患者的核型有三种，即完全型 21 三体、嵌合型 21 三体和易位型 21 三体。①完全型 21 三体。核型为 47，XX（XY），+21，最常见，经流行病学调查表明，先天愚型的发生率与母亲的生育年龄有密切关系，高龄孕妇特别是 40 岁以上年龄者生育患儿的概率明显增高。②嵌合型 21 三体。核型为 46，XX（XY）/47，XX（XY），+21。发生原因是正常受精卵在胚胎发育早期的卵裂时有丝分裂中第 21 号染色体不分离所致，临床症状与异常细胞所占比例有关，比例大则症状重，反之则轻，若比例低于 9% 则一般没有明显的临床症状。③易位型 21 三体。最常见的有 tDq21q，如核型为 46，XX（XY），−14+t(14q21q)；t21qGq，如 t(21q22q)。此类型先天愚型，多余的第 21 号染色体并不是独立存在，而是经罗伯逊易位转移至 D（G）组染色体上，使整个核型染色体总数仍然是 46 条，临床上表现出 21 三体型的症状，但一般比完全型 21 三体为轻。易位染色体如果是遗传而来的，患儿双亲之一为平衡易位携带者，核型是 45，XX（XY），−14，−21，+t(14q21q)。该携带者若与正常个体结婚，理论上后代会出现六种核型，但实际将会出现数量相等的四种核型的后代，其中 1/4 为正常核型，1/4 为 14/21 易位携带者，1/4 为 14/21 易位型先天愚型，1/4 因缺少一条 21 号染色体而流产或死产（图 3-20）。

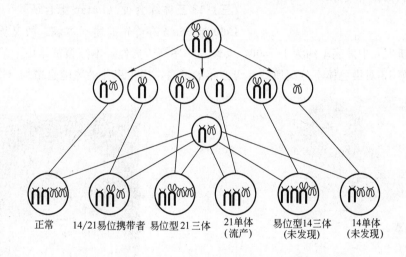

正常　　14/21易位携带者　　易位型21三体　　21单体　　易位型14三体　　14单体
　　　　　　　　　　　　　　　　　　　　　　（流产）　　（未发现）　　（未发现）

图 3-20　染色体平衡易位携带者及其子女核型图解

近年来的研究证明，21 号染色体上的 21q22 片段是导致先天愚型的关键性片段，因为凡是易位形成的染色体中含有多余的 21q22 片段者均可以引发先天愚型。

3. 防治措施

目前对本病无有效的药物及治疗方法，仅限于一般性对症疗法。由于该病对整个社会的危害较大，所以应对其采取积极的预防措施。预防的主要措施有：保护环境，避免接触致畸、致突变物质，进行婚前检查、适龄生育、遗传咨询和产前检查等。

（二）18 三体综合征（Edwards 综合征）

1960 年 Edwards 首先描述报道，故称为 Edwards 综合征。本病在新生儿中发病率为 1/3500~1/8000（图 3-21）。

1. 临床症状

患儿生长发育迟缓，智力明显障碍，出生时低体重，头面部和手足有严重畸形；头长而窄，眼距宽，眼内眦赘皮，眼球小，角膜浑浊，鼻梁细长，耳位低，耳廓畸形，耳聋。有特殊握拳姿势——拇指紧贴掌心，第 2、5 指放在 3、4 指之上，手指弓形纹过多，约 1/3 患者

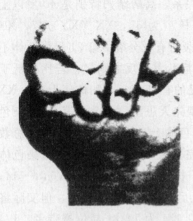

图 3-21 18 三体综合征患者特殊握拳姿势

为通贯掌。船形足，外生殖器畸形，95％病例有先天性心脏病，如室间隔缺损、动脉导管未闭，肾畸形，肾盂积水。患儿多在出生后半年内死亡。约95％的患儿自发流产或死产，余者多数出生后 2～3 个月死亡，极少数个体可存活至 1 岁以上，平均寿命71天。

2. 核型分析

患者 80％为三体型，核型为 47，XX（XY），＋18。10％的病例有各种易位型，如 13/18、14/18。10％的病例为嵌合型，46，XX（XY）/47，XX（XY），＋18。

3. 防治措施

本病尚无特殊治疗方法，应以预防为主。防治措施参照先天愚型的预防措施。

（三）13 三体综合征（Patau 综合征）

1960 年 Patau 等首先描述了本病，故又称 Patau 综合征。本病在新生儿中发病率约为 1/7600，女性发病率高于男性，本综合征是由于某种原因引起减数分裂时第 13 对染色体不分离所致。母亲年龄增高，出生患儿的风险也增加（图 3-22）。

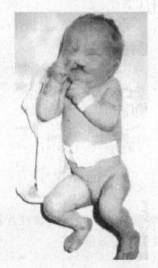

图 3-22 13 三体综合征患者

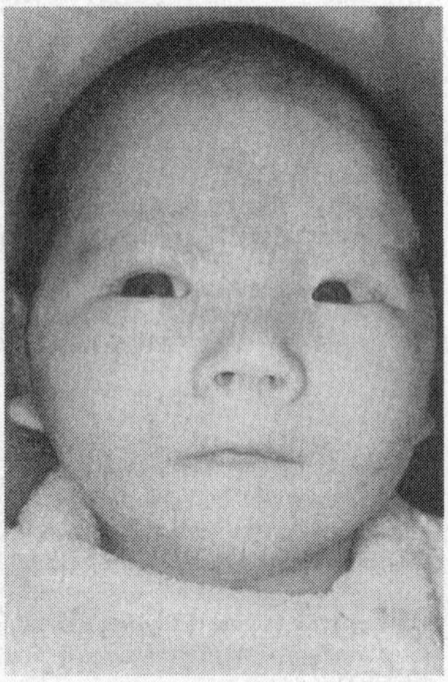

图 3-23 猫叫综合征患者

1. 主要临床症状

患儿的畸形和临床症状比先天愚型患者更为严重。小头，颅面部畸形，前额低斜，前脑缺失，患儿智力严重障碍，生长发育严重滞后，眼球小，虹膜常缺损。患儿 2/3 有唇裂并伴有腭裂，鼻宽扁平，下颌小，耳位低，耳廓畸形，耳聋，摇椅样足，常见多指（趾），指纹有四个以上弓形纹、三叉点 t 高位。80％伴有先天性心脏病，如房间隔缺损或室间隔缺损、动脉导管未闭，多囊肾，肾盂积水。男性隐睾和阴囊畸形；女性阴蒂肥大，卵巢发育不良，双阴道，双角子宫。

2. 核型分析

患者的核型 80％为 13 三体型，即 47，XX（XY），＋13，其发生与母亲年龄有关，多余的 13 号染色体来自母亲卵细胞第一次减数分裂不分离。

3. 防治措施

本病无特殊疗法，预后不佳。少数出生存活的患儿 90％在 6 个月内死亡，平均寿命 130 天。其预防措施参照先天愚型的预防措施。

（四）猫叫综合征 （cri du chat syndrome）

本病是由 Lejeune 于 1963 年首次报道，因患儿具有特有的猫叫样哭声，故称为猫叫综合征（图 3-23）。在新生儿中发病率为 1/50000，女性发病率高于男性，在智能低下儿中，本病约占 1‰～1.5‰。1964 年证实本病为 5 号染色体短臂部分缺失所致，所以又称为 5p⁻综合征。在小儿染色体病中占 1.3％，在常染色体结构异常病儿中占重要地位。

1. 临床症状

本病临床表现除特殊哭声外，还有智力障碍，生长发育迟缓，出生时体重较轻，小头，先天性心脏病，满月脸，耳位低，眼距宽，内眦赘皮，斜视，眼外角下斜，并指（趾），畸形足，通贯手和斗形纹比例高。患儿全身肌张力低，面部有奇异的机警表情。患儿一般 2 岁后才能坐稳，4 岁时才可独立行走，大部分患儿可活至儿童期，少数可活至成年，但表现出严重的智力低下，能行走，但有重度的语言障碍。

2. 核型分析

核型为 46，XX（XY），del（5）（p15）。患者的 5 号染色体短臂缺失。

3. 防治措施

本病无特殊治疗方法，大都虽能存活至儿童期，但预后不佳。一般采取对症支持疗法，其预防措施参照先天愚型的预防措施。

二、性染色体病

性染色体病是指由于染色体 X 或 Y 的数目异常或结构畸变所引起的疾病。这类疾病共同的临床特征是性发育不全或两性畸形，但有些患者仅表现出原发闭经、生殖力下降或智力较差等特征。

（一）先天性睾丸发育不全综合征 （Klinefelter 综合征）

由 Klinefelter 于 1942 年首次报道，所以又称克氏综合征（图 3-24）。1959 年 Jacob 等确认这类患者的核型为 47，XXY。其发病率较高，本病的发病率约为男性的 1/1000～1/800。

1. 临床特征

本病的主要特征是男性不育、第二性征发育不明显并呈女性化发展以及身材高大等，儿童期无任何症状，青春期后开始出现病症，主要表现为阴茎短小，睾丸小或隐睾，睾丸组织活检可见曲细精管萎缩，呈玻璃样变性，无精子形成，故无生育力，无胡须及阴毛、腋毛，体毛少，喉结不明显，25％的患者有乳房发育，体态呈女性化趋势。患者身材高，四肢长，一部分患者有智力低下，一部分患者有精神异常及先天性心脏病，有患精神分裂症倾向。在因不育而就诊的男性中占一定比例。

2. 核型分析

大多数的病例核型为 47，XXY；少数患者为两个或更多细胞系的嵌合体，46，XY/47，XXY；46，XY/48，XXXY 等。在嵌合体患者中若正常细胞比例大于异常细胞，其临床症状轻，可有生育力。

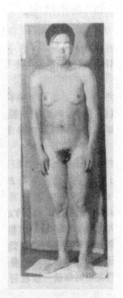

图 3-24　Klinefelter 综合征患者

额外 X 染色体产生原因主要是由于患者双亲之一在生殖细胞形成过程中发生性染色体不分离。

3. 防治措施

应尽早诊断并发现。本病患者若在青春期之前能够接受雄激素治疗，则可维持男性表型，结合一定的教育和训练，可改善患者心理状态。有乳房发育者，可手术切除。

（二）先天性卵巢发育不全综合征（Turner 综合征）

先天性卵巢发育不全综合征又称先天性性腺发育不全综合征。本病是在 1938 年由 Turner 首先报道，故称 Turner 综合征（特纳综合征）（图 3-25），其发病率在女性新生儿中约占 1/5000～1/3500。

1. 临床症状

本病患者表型为女性，典型患者以性发育幼稚、身材矮小（成人身高 120～140cm）、智力一般正常、肘外翻为特征。患者出生体重低，新生儿期手及脚背有淋巴样水肿，十分特异；乳间距宽，青春期乳腺不发育，性腺呈纤维条索状，无卵泡发育，子宫、外生殖器及乳房呈幼稚型，无生育能力；面容呆板，上睑下垂，内眦赘皮，小颌；后发际低，颈短且 50% 有蹼颈；此外，第 4、5 掌骨短，指纹嵴纹数增高，掌纹中三叉点 t 移向掌心而为 t′或 t″等，约 1/2 患者有主动脉狭窄及肾脏畸形等。患者第二性征缺乏，智力可正常，但低于同胞或轻度障碍。

2. 核型分析

约 55% 患者的核型为 45，X（图 3-25），其 X 小体、Y 小体的数目均为零。还有 X 染色体结构畸变核型，如 46，X，i (Xq)；46，X，i (Xp)；46，XXq-；46，XXp-等；嵌合型核型如 45，X/46，XX；45，X/47，XXX；45，X/46，X，i (Xq) 等。X 和 Y 染色质均为阴性。由于 X 染色体异常的情况不同，其表型差异也很大。本病的发生是双亲配子形成过程中染色体不分离，其中 75% 的染色体丢失发生在父方，约 10% 丢失发生在受精卵早期卵裂。

3. 防治措施

目前对于本病在临床上尚不能彻底根治。如能早期诊断发现，在青春期之前给予雌激素治疗，可促进第二性征和生殖器官的发育及月经来潮，改善患者的心理状态，也可使身高有所增加，但不能解决生育问题。在嵌合体中，其正常细胞系所占比例大的患者有生育子女的可能。

（三）XYY 综合征

1961 年由 Sandburg 等首次报道。发生率约占男性新生儿的 1/1000。

1. 临床症状

男性表现型大多数正常，有生育能力。患者身体很高，常超过 180cm。少数患者可见隐睾，睾丸发育不全，尿道下裂。多数患者性格和行为异常，易于兴奋，自我控制力差，容易产生攻击性的行为。间期细胞中，无 X 染色质，Y 染色质有 2 个。

2. 核型分析

典型核型为 47，XYY；此外还有 48，XXYY；47，

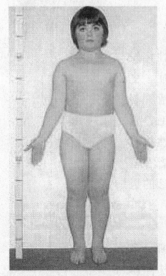

图 3-25　特纳综合征患者

XYY/46，XY 等。间期细胞核中可见 2 个 Y 染色质。发病原因是其父亲精子形成过程中 Y 染色体不分离所致；也有可能是 47，XYY 的父亲遗传而来。

3. 防治措施

目前对本病尚无特殊的治疗方法，应以预防为主。

（四）XXX 综合征

1959 年由 Jacob 首先报道。在女性新生儿中发病率约为 1/1250。由于患者比正常女性多一条 X 染色体，又称 X 三体综合征或超雌。

1. 临床症状

多数具有 3 条 X 染色体的女性其内外生殖器、性功能及生育能力都表现正常，少数患者有月经减少、闭经或过早绝经等现象。智力发育较差，并有患精神病的可能。

2. 核型分析

患者核型大多为 47，XXX；也有 46，XX/47，XXX；48，XXXX；49，XXXXX 等。一般来讲，X 染色体越多，智力损害和发育畸形越严重。本病发病原因主要是母方在形成卵子过程中 X 染色体不分离所致。

3. 防治措施

对本病的治疗目前仅限于在青春早期采用雌激素替代治疗，以维持患者的性器官正常发育和改善患者的性征。

（五）脆性 X 染色体综合征

1943 年由 Martint 和 Bell 首先报道。患者或女性携带者的外周血淋巴细胞在缺乏叶酸或低叶酸培养条件下可出现脆性 X 染色体，故命名为脆性 X 染色体综合征（fragile X syndrome，Frax)。男性发病率为 1/1500~1/1000，女性携带者频率约为 1/700。

1. 临床症状

患者主要为男性，以智力低下、行为异常、语言障碍和变异的体征为主要临床特征。主要表现为中到重度的智力低下，语言障碍，算术能力差，性格孤僻，伴有特殊面容——长脸、方额、大耳朵、口大唇厚、高腭弓、下颌大并前突，青春期后睾丸比正常男性大 1 倍以上；指纹中桡侧箕、斗形纹和弓形纹的频率增加；通贯掌；掌纹中有 c 三叉点缺如。此外，患者还可出现胆怯、忧郁、行为被动及精神病倾向，部分患者青春期前有多动症，并随年龄增长而减轻。

脆性 X 染色体（Frax）是指在 Xq27 至 Xq28 带的交界处有呈细丝状的部位，使其长臂末端呈现随体样结构，由于该部位易断裂，表现出脆性，故称脆性部位（fragile site），这条 X 染色体就叫脆性 X 染色体。

2. 防治措施

目前临床上对 Frax 尚无理想的治疗方法。Leijeune 认为叶酸缺乏是脆性 X 综合征智力低下的原因，所以采用大剂量叶酸治疗患者并获得了良好效果。也有人用中枢神经兴奋剂治疗并收到较好的疗效，但不良反应大。所以目前应以预防为主，尽早作出明确诊断，进行遗传咨询、产前诊断，以便采取预防措施。

（六）两性畸形

两性畸形（hermaphroditism）是指一个个体在内外生殖器官和副性征等方面具有不同程度的两性特征。根据患者体内是否具有两性生殖腺而分为真两性畸形和假两性畸形。

1. 真两性畸形

患者体内同时具备两种生殖腺，但一般两者发育不良，内、外生殖器官及副性征不同程度的介于两性之间，社会性别为男性或女性。体内的性腺在不同患者有较大差异。一侧为睾丸，另一侧为卵巢的占 40%；一侧为睾丸或卵巢，另一侧为卵睾（卵巢组织和睾丸组织的混合体）的占 40%；两侧均为卵睾的占 20%。

核型有多种类型，如 46，XY/46，XX；46，XX/47，XXY；46，XY/45，X。

2. 假两性畸形

患者的生殖腺只有一种，或为睾丸，或为卵巢，但外生殖器官和副性征具有两性特征，难以判定其性别。根据患者体内的性腺不同，分为男性假两性畸形和女性假两性畸形。

（1）男性假两性畸形　又称男性女性化。核型为 46，XY，生殖腺是睾丸，位于腹腔、腹股沟内，睾丸及其曲细精管有一定程度的萎缩，无精子生成；外观却仿佛是正常的女性，患者青春期可有乳房发育、阴毛稀少、阴道短浅止于盲端，无子宫及卵巢，外生殖器官常介于两性之间。

（2）女性假两性畸形　又称女性男性化。核型为 46，XX，生殖腺为卵巢，外生殖器官兼具两性特征，第二特征为男性。本症类型多，其中先天性肾上腺皮质增生是最为常见的。发生原因约 90% 的患者由于基因突变致使体内缺乏肾上腺皮质激素合成的相关酶，导致皮质醇合成不足，从而使脑垂体的促肾上腺皮质激素（ACTH）分泌增多，促使肾上腺皮质增生，雄激素合成过多，受累女子发生男性化而出现阴蒂肥大或似阴茎状，阴唇多皱褶甚至融合。有少数病例由于妊娠期间母体肾上腺功能亢进或在孕期为防止流产使用了过多的黄体酮、胎儿血液循环中雄激素过量，导致女婴男性化。还有些个体（46，XX 型）的表型为男性，并有睾丸形成，无精子产生，这可能是 XY 核型的嵌合体，或是染色体易位，使 Y 染色体短臂上的睾丸决定基因易位到 X 染色体或常染色体上所致。

对于两性畸形的治疗原则应先考虑患者的社会性别及表型特征，所以治疗中一般不主张改变其社会性别，因此不一定都以核型性别为依据。当选择的性别确定后，采取手术矫正、修补及切除等，再辅以激素替代治疗，使患者尽可能得到较好的恢复，能够较正常地生活。对于有恶变倾向的性腺也应尽早切除。

三、染色体异常携带者

本身带有结构异常的染色体而表型正常的个体称为染色体异常携带者。这些染色体异常携带者婚后可引起流产、死产、死胎、新生儿死亡、生育严重畸形和智力低下的患儿。据资料统计表明，我国的染色体异常携带者发生率约为 0.47%，在不育与流产夫妇中，染色体异常携带者占约 3%～6%；在我国，新生儿中的染色体异常频率为 0.7%；按我国人口出生率计算，每年出生有染色体异常的患儿可达 128000 人。因此，染色体异常携带者严重影响着后代的健康，所以进行产前诊断，检出携带者，在进行遗传病预防、防止染色体异常患儿出生中，具有重要的意义。

染色体结构异常携带者主要有两大类：一种是倒位携带者，包括臂间倒位和臂内倒位两类，常见如 9 号染色体臂间倒位的个体占整个群体的 1%。倒位染色体的个体通常没有明显的表型改变，因为染色体倒位一般没有遗传物质丢失，但在减数分裂中发生重组后就会产生四种配子，分别为完全正常、倒位染色体携带者、染色体片段的重复和缺失，而导致遗传物质失衡（图 3-26），所以婚后可出现习惯性流产、死产或不育现象。另一种是染色体易位携带者，包括相互易位和罗伯逊易位两类。染色体易位携带者的主要临床症状也是出现习惯性流产、死产和不育等。

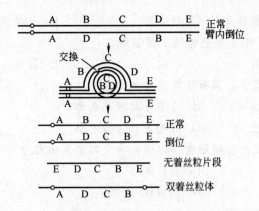

图 3-26 臂内倒位染色体在减数分裂时的遗传效应

练 习 题

一、填空题

1. 根据染色体着丝粒的位置可将人类染色体分为____类，分别是____、____、____。

2. 在细胞有丝分裂中期，人类体细胞的每条染色体由两个____构成，彼此互称为____。

3. 一个体细胞中的 X 染色质等于_____减 1。

4. 人类正常体细胞中染色体的数目为____条含两个染色体组，称为____，以____表示。

5. 正常女性核型描述为_____。正常男性核型描述为_____。

6. 性染色质包括_____和_____两类。

7. 人类 D、G 组染色体短臂末端可见球形的结构，称为_____。

8. 用特殊的方法染色，使染色体在其长轴上显出明暗交替带纹的技术叫_____。

9. 显带分为_____和_____。主要有____、____、____、____、____和____。

10. 3p23·1 即表示_____号染色体_____。

11. 根据丹佛体制，将人类体细胞的____条染色体分为____个组，____组最大，____组最小。

12. 核型分析中，X 染色体较大，是_____染色体，列入_____组，Y 染色体小，是_____染色体，列入_____组。

13. 染色体畸变包括_____畸变和_____畸变两大类。

14. 染色体畸变的原因有____、____、____、____和____。

15. 染色体数目畸变包括_____和_____两种。

16. 三倍体形成的机制是____和____。四倍体形成的机制主要是____和____。

17. 非整倍体形成的主要原因在于_____和_____。

18. 非整倍性改变时，一个体细胞内染色体数目多于46条，称为_____体，可形成____型；染色体数目少于46条，称为_____体，可形成_____型。

19. 稳定型的染色体结构畸变包括_____、_____、_____和_____等。

20. 46，XY，t（2；5）(q21；q31) 的含义是_____。

二、单项选择题

1. 一个个体中含有不同染色体数目的三种细胞系，这种情况称为_____。

A. 多倍体　　B. 非整倍体　　C. 嵌合体　　　　　　D. 三倍体

2. 根据 ISCN，人类的 X 染色体属于核型中_____。

A. A 组　　　B. B 组　　　　C. C 组　　　　　　　　D. D 组

3. 一个正常男性核型中，具有随体的染色体是_____。

A. 中央着丝粒染色体　　　　　B. 近中着丝粒染色体

C. 亚中央着丝粒染色　　　　　D. 近端着丝粒染色体

4. 真核生物的一个成熟生殖细胞（配子）中全部染色体称为一个_____。

A. 染色体组型　　　　　　　　B. 染色体组

C. 基因组　　　　　　　　　　D. 二倍体

5. 人类第五号染色体属于_____。

A. 中央着丝粒染色体　　　　　B. 亚中央着丝粒染色体

C. 近端着丝粒染色体　　　　　D. 端着丝粒染色体

6. 着丝粒染色体之间通过着丝粒融合而形成的易位称为_____。

A. 单方易位　　　　　　　　　B. 串联易位

C. 罗伯逊易位　　　　　　　　D. 复杂易位

7. 21 三体型主要是由于卵子发生过程中_____。

A. 21 号染色体易位　　　　　　B. 21 号染色体缺失

C. 21 号染色体丢失　　　　　　D. 21 号染色体不分离

8. 若某人核型为 46，XX，dup (3) (q12q21) 则表明在其体内的染色体发生了_____。

A. 缺失　　B. 倒位　　C. 易位　　　　　　D. 重复

9. 人类精子发生的过程中，如果第一次减数分裂时一个初级精母细胞发生了同源染色体不分离现象，而第二次减数分裂正常进行，则其可形成_____。

A. 四个异常性细胞　　　B. 三个异常性细胞　　　C. 二个异常性细胞

D. 一个异常性细胞　　　E. 以上都不是

10. 染色体臂上作为界标的带_____。

A. 一定是浅带　　　　　B. 一定是深带　　　　　C. 可以是深带或浅带

D. 一定是染色多态区

11. 某人核型为 46，XY，del (1) (pter→q21) 则表明在其体内的染色体发生了____。

A. 缺失　　B. 倒位　　C. 易位　　　　　　D. 插入

12. 人类 2 号染色体长臂分为 4 个区，靠近着丝粒的为_____。

A. 0 区　　B. 1 区　　C. 2 区　　　　　　D. 3 区

13. 46，XX，t (2；5) (q21；q31) 表示_____。

A. 一女性体内发生了染色体的插入　　B. 一男性体内发生了染色体的易位

C. 一男性带有等臂染色体　　　　　　D. 一女性个体带有易位型的畸变染色体

14. 脆性 X 染色体综合征的临床表现有_____。

A. 智力低下伴眼间距宽、鼻梁塌陷、通贯手、趾间距宽

B. 智力低下伴头皮缺损、多指、严重唇裂及腭裂

C. 智力低下伴肌张力亢进、特殊握拳姿势、摇椅足

D. 智力低下伴长脸、大耳朵、大下颌、大睾丸

15. 嵌合体形成的原因可能是_____。

A. 生殖细胞形成过程中发生了染色体的丢失

B. 卵裂过程中发生了染色体不分离或染色体丢失

C. 卵裂过程中发生了同源染色体的错误配对

D. 生殖细胞形成过程中发生了染色体的不分离

16. 对于人类来说，下列属于亚二倍体的是_____。

A. 46 条　　B. 47 条　　　　C. 45 条　　　　　D. 48 条　　　　E. 92 条

17. 染色体不分离_____。

A. 只是指同源染色体不分离　　　　　　　　B. 只发生在有丝分裂过程中

C. 只是指姐妹染色单体不分离

D. 可以是姐妹染色单体不分离或同源染色体不分离

18. 先天性睾丸发育不全症的核型是_____。

A. 46，XX　　　　　　　　　B. 47，XX，+21

C. 47，XYY　　　　　　　　D. 45，X

19. 先天性卵巢发育不全症的核型是_____。

A. 45，X　　　　　　　　　B. 47，XX，+21

C. 47，XXY　　　　　　　　D. 46，XX

20. 猫叫综合征的发病机制是_____。

A. 染色体数目异常　　　　　B. 染色体易位

C. 染色体缺失　　　　　　　D. 染色体重复

三、问答题

1. 什么是核型？如何表示男女正常的核型？

2. 根据丹佛体制，人类染色体分为几个组？每个组包括哪几号染色体？每组染色体有什么特点？

3. 什么是染色体畸变？主要包括哪些类型？

4. 下列核型各代表什么意义？

① 47，XY，+18　　　　　　　② 45，X

5. 先天愚型的核型都有哪些？主要临床表现是什么？

6. 先天性睾丸发育不全综合征的核型及其主要临床表现是什么？

阅读材料

免疫学圣杯：6 号染色体

6 号染色体是基因组测序完成的第七个染色体，这个染色体包含了一组名气相当响亮的基因——主要组织相容复合体，简称 MHC。这些基因不仅在机体对外界细菌和病毒入侵能作出防御反应方面有重要作用，而且在器官移植配型方面也有十分重要的意义，还与自体免疫疾病相关。因此 6 号染色体对于器官移植意义重大，除此之外，6 号染色体有至少 10 组基因被认定与 I 型糖尿病有关。

第四章　遗传的分子基础

【学习指南】

1. 掌握核酸的化学组成，DNA 的分子结构及复制。
2. 掌握基因概念，了解基因表达与调控。
3. 熟悉基因突变与修复。

第一节　核酸的分子结构与合成

一、核酸的基本结构单位

核糖核酸（RNA）和脱氧核糖核酸（DNA）统称为核酸。组成核酸的基本单位是核苷酸。每个核苷酸由磷酸、戊糖和含氮碱基组成。戊糖分两类：核糖和脱氧核糖。组成脱氧核糖核酸（DNA）的含氮碱基有腺嘌呤（A）、鸟嘌呤（G）、胞嘧啶（C）和胸腺嘧啶（T）。组成核糖核酸（RNA）的含氮碱基有腺嘌呤（A）、鸟嘌呤（G）、胞嘧啶（C）和尿嘧啶（U）。

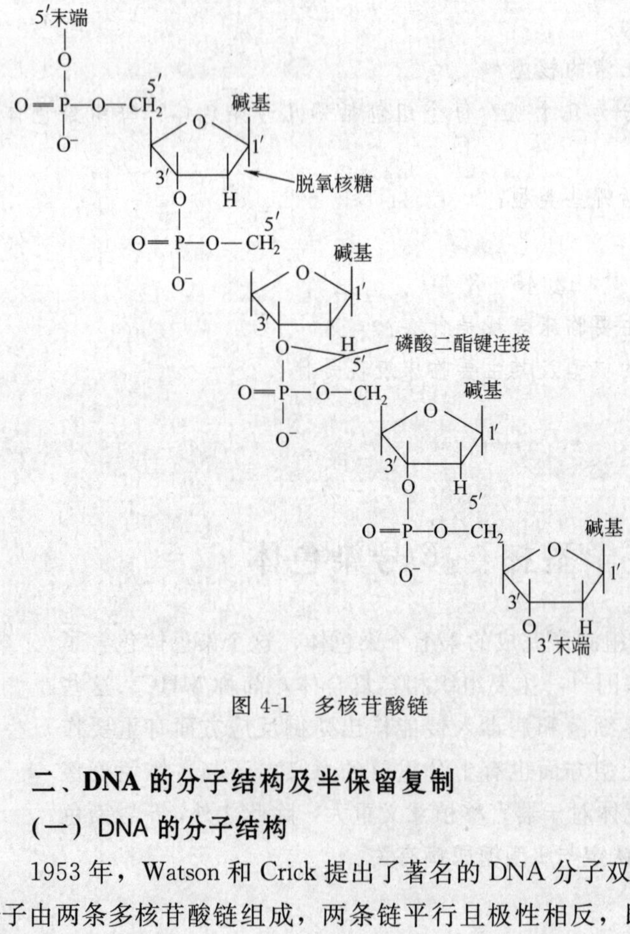

核糖核酸（RNA）← 核苷酸 ⎨ 磷酸　核糖　碱基（A、G、C、U）

脱氧核糖核酸（DNA）← 脱氧核苷酸 ⎨ 磷酸　脱氧核糖　碱基（A、G、C、T）

图 4-1　多核苷酸链

DNA 分子中，磷酸结合于脱氧核糖的 $5'$ 碳原子，碱基结合于脱氧核糖的 $1'$ 碳原子，三者构成一个核苷酸，核苷酸与核苷酸之间通过 $3',5'$ 磷酸二酯键连接，形成多核苷酸链。由于末端 $3'$ 碳原子上通常结合 —OH，而末端 $5'$ 碳原子上结合 —H_2PO_4，使多核苷酸链具有了极性，末端是 $3'$ 碳原子的一端称为 $3'$ 端，末端是 $5'$ 碳原子的一端称为 $5'$ 端（图 4-1）。

二、DNA 的分子结构及半保留复制

（一）DNA 的分子结构

1953 年，Watson 和 Crick 提出了著名的 DNA 分子双螺旋模型。模型的主要内容是：DNA 分子由两条多核苷酸链组成，两条链平行且极性相反，即一条为 $5' \rightarrow 3'$，而另一条为 $3' \rightarrow 5'$；

每一条多核苷酸链的磷酸与戊糖构成主链在外侧，碱基在内侧。两条多核苷酸链之间通过碱基之间形成的氢键相连，氢键使碱基互配成对（G≡C，A═T），每一碱基对（base pair，bp）位于同一平面上；两条多核苷酸链绕一空心轴旋转，形成双螺旋结构（图4-2）。

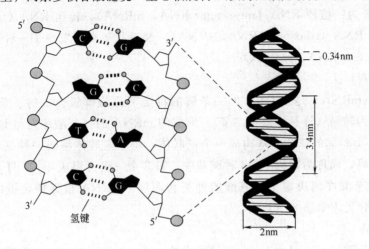

图 4-2　DNA 双螺旋结构

（二）半保留复制

DNA 分子是细胞中的主要遗传物质。DNA 分子中的遗传信息可以通过 DNA 自我复制传给子代 DNA。

DNA 的自我复制是指 DNA 以自身双链为模板合成子代 DNA 的过程。DNA 的复制单位是复制子，每个复制子长约 30～300bp，含有一个复制起点，从起点开始双向复制，在起点两侧各形成一个复制叉，随着复制叉的移动，相邻的复制子汇合相连在一起。当所有复制子连成两条连续的多核苷酸链时，复制完成。其步骤如下：①在 DNA 解旋酶的作用下，使碱基之间的氢键断裂，成为两条单链。②在 DNA 聚合酶的作用下，以每一条单链为模板，利用游离的脱氧核苷酸，按照碱基互补配对原则进行复制。由于核苷酸只能加到 3′端上，那么，新链的合成只能沿 5′→3′ 方向进行。以 DNA 的 3′→5′ 链为模板合成新链时，新链可沿 5′→3′ 方向连续复制，而以 DNA 的另一条 5′→3′ 链为模板合成新链时，是在引物作用下，沿 5′→3′ 方向先合成一些冈崎片段，然后在各种酶的作用下，切除引物，再将冈崎片段连接起来，形成一条完整的核苷酸链。

DNA 复制后，每个 DNA 分子都是由一条模板链（母链）和一条新合成的互补链（子链）组成，因此，把 DNA 这种复制方式称为半保留复制（图4-3）。

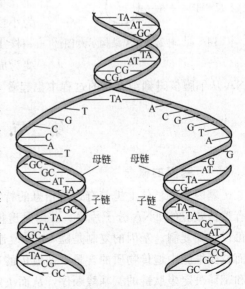

图 4-3　DNA 半保留复制

三、RNA 的种类与功能

RNA 是以 DNA 为模板按碱基配对原则合成

的。RNA 种类多，分子量相对较小，一般以单链存在，但有的在局部形成双链。组成 RNA 的四种碱基为 A、G、C、U。RNA 与 DNA 配对的原则是 A 与 T 配对、G 与 C 配对、C 与 G 配对、U 与 A 配对。

RNA 主要分为：信使 RNA（messenger RNA，mRNA）、转运 RNA（transfer RNA，tRNA）、核糖体 RNA（ribosomal RNA，rRNA）。最近几年来还发现了一种新类型的小核 RNA（small unclear RNA，snRNA）。

1. 信使 RNA

信使 RNA（mRNA）是以 DNA 的一条链的特定部位为模板合成的一条互补的 RNA 链。这一过程称为转录（详见本章第二节）。形成的 mRNA 的核苷酸序列与 DNA 序列是相对应的。mRNA 上相邻的三个碱基构成一个三联体，每个三联体编码一种氨基酸。这个三联体称为遗传密码，简称为密码子。4 种碱基中，每 3 个一组可组成 4^3 即 64 种不同的密码子。mRNA 的核苷酸序列决定了氨基酸的种类和顺序。mRNA 指导特定蛋白质的合成过程，称为翻译（详见本章第二节）。

2. 转运 RNA

转运 RNA（tRNA）也是由 DNA 转录形成的。tRNA 分子基本上是单链的，在局部区段单链折曲，碱基配对成为双链，tRNA 的形状多呈三叶草形（图 4-4），其一端的 CCA 三个碱基即为活化氨基酸的连接部位，与之相对的另一端的环形结构称为反密码环，环上有 3 个与密码子配对的碱基，称为反密码子。tRNA 的功能是在蛋白质合成的过程中把活化的氨基酸分子转运到核糖体上进行蛋白质合成。

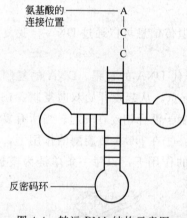

图 4-4 转运 RNA 结构示意图

3. 核糖体 RNA

核糖体 RNA 是组成核糖体的主要成分。

4. 小核 RNA

小核 RNA 存在于真核细胞的细胞核内，是一类称为小核核糖体核蛋白颗粒的组成成分，其功能是在不均一核 RNA（heterogeneous nuclear RNA，hnRNA）转变为成熟的 mRNA 的过程中参与 RNA 的剪接。在 mRNA 从细胞核进到细胞质的过程中也起着十分重要的作用。

第二节 基因与基因组

一、基因的概念

基因是染色体上携带有遗传信息的特定核苷酸序列的总称，从分子生物学水平来讲是具有遗传效应的 DNA 分子片段。基因是遗传物质的基本单位。基因有三个基本特征：①基因可以自我复制。基因的复制是随 DNA 复制而复制的，通过遗传物质复制，不会因细胞分裂而减少细胞中遗传物质的含量，使遗传的连续性得到保证。②基因决定性状。基因通过转录和翻译决定多肽链的氨基酸顺序，从而决定了某种酶或蛋白质的性质，最终决定性状。③基因可以发生突变。基因虽然很稳定，但在体内外的一些因素的作用下，也会发生突变，突变产生的新基因一旦形成，可以通过自体复制在以后的细胞分裂中保留下来。

二、真核细胞基因的分子结构

编码蛋白质的基因称为结构基因。真核生物（包括人类）的基因与原核生物的基因有所不同。原核生物的基因是 DNA 分子中的一个连续核苷酸序列，称为连续基因。基因较小，DNA 分子中约 1kb 长度就相当一个基因。真核生物（包括人类）的结构基因由编码序列与非编码序列两部分组成，编码序列在 DNA 分子中是不连续的，被非编码序列隔开，称为断裂基因（图 4-5）。基因大小相差较大，例如人的血红蛋白 β 珠蛋白基因全长为 1.7kb，人的假性肥大性肌营养不良症（DMD）基因长为 2300kb。

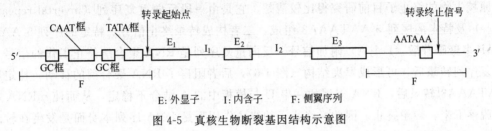

E: 外显子　　I: 内含子　　F: 侧翼序列

图 4-5　真核生物断裂基因结构示意图

（一）外显子和内含子

断裂基因中的编码序列称为外显子，非编码序列称为内含子。断裂基因中的外显子被内含子隔开，总是以外显子开始并以外显子结束。因此，一个结构基因中总是有 n 个内含子和 $n+1$ 个外显子。例如，人的血红蛋白 β 珠蛋白基因有 3 个外显子和 2 个内含子；人的假性肥大性肌营养不良症（DMD）基因有 75 个外显子和 74 个内含子。在每个外显子和内含子的交界处都存在一段高度保守的一致序列，即在每个内含子的 5′端开始的 2 个核苷酸为 GT，3′端末尾的 2 个核苷酸为 AG，称为外显子与内含子的接头。记为 GT-AG，也称为 GT-AG 法则，在 hnRNA 中为 GU-AG，是 hnRNA 的剪接信号。

（二）侧翼序列

每个结构基因在第一个外显子和最后一个外显子的外侧都有一段不编码的非编码区，称为侧翼序列（flanking sequence，又称旁侧序列）。包括启动子、增强子、终止子等。侧翼序列虽不编码氨基酸，但有一系列的调控顺序，对基因的表达有调控作用。

1. 启动子

启动子（promoter）位于结构基因上游，是 RNA 聚合酶与模板 DNA 的结合区段和识别转录起始部位的信号，能启动并促进转录。启动子包括三种重要的结构序列。

（1）TATA 框　位于转录起始点上游的 $-19\sim-27$bp 处，由 7 个碱基组成，即 5′TATAAAA3′或 5′TATATAT3′，其中仅有 2 个碱基可变化。TATA 框能够与转录因子 TFⅡ结合，再与 RNA 聚合酶Ⅱ结合形成复合物，从而准确地识别转录的起始位置。

（2）CAAT 框　位于转录起始点上游 $-70\sim-80$bp 处，由 9 个碱基组成，即 5′GGC-CAATCT3′或 5′GGCTAATCT3′，其中仅有一个基因可变化。转录因子 CTF 能识别 CAAT 框并与之结合，提高转录效率。

（3）GC 框　由 5′GGCGGG3′组成，有两个拷贝，位于 CAAT 框的两侧，能与转录因子 Sp1 结合，激活转录，控制转录效率。

2. 增强子

增强子（enhancer）是位于启动子上游或下游的一段 DNA 序列，当它被基因活化蛋白识别并结合后，通过此蛋白与结合于启动子上的蛋白之间的相互作用，有增强启动子转录的作用，提高基因转录活性。增强子一般位于转录起点的上游或下游 3000bp 处或更远处。其作用无明显的方向性，可以是 5′→3′方向，也可以是 3′→5′方向。例如人的 β 珠蛋白基因的增强子是由两个相同序列的 72bp 串联重复序列组成的。可位于转录起点上游−1400bp 或下游的 3300bp 处，当被激活时，能使转录活性增强 200 倍。

3. 终止子

终止子（terminator）是位于 3′端的非编码区下游的一段碱基序列，提供转录终止信号。原核生物的终止子目前研究得比较清楚，它是由一段反向重复序列（invertal repeat sequence）及特定的序列 5′AATAAA3′组成，二者构成转录终止信号。特定的序列 5′AATA-AA3′是多聚腺苷酸（PolyA）附加信号，反向重复序列是 RNA 聚合酶停止工作的信号。反向重复序列转录后，可形成发夹结构（图 4-6），后者阻碍了 RNA 聚合酶的移动。特定序列 5′AATAAA3′转录后，RNA 末尾的一串 U 与模板中的 A 结合不稳定，从而使 mRNA 从模板上脱落下来，转录终止。因此，终止子的终止作用不是 DNA 序列本身而是发生在转录后的 RNA 上。真核生物的终止子存在着明显的差异，不同的 RNA 聚合酶有不同的终止子，RNA 聚合酶 I 和 RNA 聚合酶 III 的终止元件与原核生物相似，但对 RNA 聚合酶 II 类则不十分清楚。

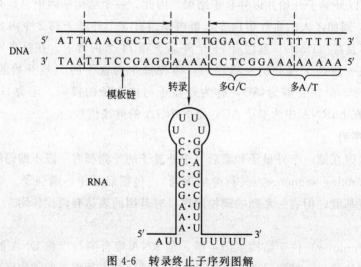

图 4-6　转录终止子序列图解

三、基因的表达与调控

(一) 基因的表达

基因的表达（gene expression）是 DNA 分子中所贮存的遗传信息，通过转录与翻译形成蛋白质，进而形成生物的特定性状的过程。在原核生物中，转录与翻译是同步进行的。在真核生物中，结构基因的转录是在细胞核中进行的，而翻译是在细胞质中进行的。

1. 转录

转录（transcription）是以 DNA 分子双链中一条链的特定序列为模板合成 RNA 的过程。转录与 DNA 复制不同，转录是一个不对称的过程。RNA 合成是以 DNA 分子双链中的一条链为模板，这条链称为模板链，另一条链称为编码链。转录是在细胞核中进行的。其过程是：以 DNA 的模板链为模板，RNA 聚合酶与启动子结合。从转录起始点开始，以碱基互补的方式合成 RNA 分子。新合成的 RNA 初始物称为不均一核 RNA（hnRNA），它包括外显子、内含子及部分侧翼序列的转录顺序。hnRNA 合成后，需要经过剪接、戴帽、加尾等过程才能形成成熟的 mRNA（图 4-7）。

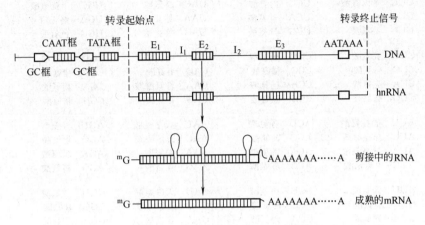

图 4-7　mRNA 的转录和加工过程图解

（1）剪接　剪接（splice）是指在一系列酶的作用下，按 GU-AG 法则将 hnRNA 中的内含子对应的转录序列去掉，然后将各个外显子对应的序列按原顺序连接起来的过程。

（2）戴帽　戴帽（capping）是指在 RNA 的 5′端的第一个核苷酸前加上一个 7-甲基鸟苷酸。RNA 分子 5′端的第一个核苷酸的 5′碳原子和 7-甲基鸟苷酸的 5′碳原子形成三磷酸桥，使 5′端得到有效的封闭，不再连接核苷酸。帽的结构不仅使 5′端不受核酸外切酶的消化，还有利于 mRNA 进入细胞质后被核糖体的小亚基识别。

（3）加尾　加尾（tailing）是指在 RNA 的 5′端戴帽的同时，RNA 的 3′端在腺苷酸聚合酶的作用下加上 200 个左右的腺苷酸，形成多聚腺苷酸（PolyA）尾的过程。PolyA 尾的作用是不仅有助于成熟的 mRNA 从细胞核进入细胞质，而且保护 3′端不被消化降解，增强 mRNA 的稳定性。

剪接、戴帽和加尾都是在细胞核中进行的，经过这些加工，hnRNA 成为成熟的 mRNA，mRNA 进入细胞质后指导蛋白质的合成。

2. 翻译

翻译（translation）是指将 mRNA 从 DNA 转录的遗传信息"解读"成为各种氨基酸及氨基酸排列顺序的过程。其实质是以 mRNA 为模板合成蛋白质的过程。此过程是在细胞质中进行的。

（1）遗传密码　mRNA 分子中，每 3 个相邻的碱基构成一个三联体，一个三联体决定一种氨基酸，这个三联体就称遗传密码。因此，4 种碱基中每 3 个随机组合就组成 4^3 即 64 个遗传密码，其中 AUG 是蛋白质合成的起始信号，同时是甲硫氨酸的遗传密码；UAA、UAG、UGA 是蛋白质合成的终止信号不编码任何氨基酸，为终止密码。把一种氨基酸有两种以上遗传密码的现象，称为兼并性。1967 年编制了遗传密码表（表 4-1），遗传密码表的解读从 mRNA 的 5′端第 1 个碱基开始，再读第 2 个、第 3 个碱基。

表 4-1　遗传密码表

第1个核苷酸（5′端）	第2个核苷酸					第3个核苷酸（3′端）
	U	C	A	G		
U	UUU 苯丙氨酸	UCU 丝氨酸	UAU 酪氨酸	UGU 半胱氨酸		U
	UUC 苯丙氨酸	UCC 丝氨酸	UAC 酪氨酸	UGC 半胱氨酸		C
	UUA 亮氨酸	UCA 丝氨酸	UAA 终止信号	UGA 终止信号		A
	UUG 亮氨酸	UCG 丝氨酸	UAG 终止信号	UGG 色氨酸		G
C	CUU 亮氨酸	CCU 脯氨酸	CAU 组氨酸	CGU 精氨酸		U
	CUC 亮氨酸	CCC 脯氨酸	CAC 组氨酸	CGC 精氨酸		C
	CUA 亮氨酸	CCA 脯氨酸	CAA 谷氨酰胺	CGA 精氨酸		A
	CUG 亮氨酸	CCG 脯氨酸	CAG 谷氨酰胺	CGG 精氨酸		G
A	AUU 异亮氨酸	ACU 苏氨酸	AAU 天冬酰胺	AGU 丝氨酸		U
	AUC 异亮氨酸	ACC 苏氨酸	AAC 天冬酰胺	AGC 丝氨酸		C
	AUA 异亮氨酸	ACA 苏氨酸	AAA 赖氨酸	AGA 精氨酸		A
	AUG① 甲硫氨酸	ACG 苏氨酸	AAG 赖氨酸	AGG 精氨酸		G
G	GUU 缬氨酸	GCU 丙氨酸	GAU 天冬氨酸	GGU 甘氨酸		U
	GUC 缬氨酸	GCC 丙氨酸	GAC 天冬氨酸	GGC 甘氨酸		C
	GUA 缬氨酸	GCA 丙氨酸	GAA 谷氨酸	GGA 甘氨酸		A
	GUG 缬氨酸	GCG 丙氨酸	GAG 谷氨酸	GGG 甘氨酸		G

① AUG 既为甲硫氨酸的遗传密码又为起始信号。

（2）蛋白质的合成　蛋白质合成是一个复杂的过程，包括氨基酸的活化、肽链合成的起始、肽链合成的延伸及肽链合成的终止等基本过程。①氨基酸的活化。氨基酸本身不能自动缩合成多肽链，在参与多肽链合成之前，必须经过活化获得额外能量，然后再与对应的tRNA结合成氨基酰-tRNA。②肽链合成的起始。首先在起始因子的作用下，核糖体的小亚基识别 mRNA 的"帽子"并与之结合，然后向 3′端移动，寻找翻译起始点，同时甲硫氨酰-tRNA 以其反密码子与 RNA 的起始密码子（AUG）互补结合，三者共同形成起始复合物。最后大亚基与小亚基结合形成完整的核糖体，这时甲硫氨酰-tRNA 占据了核糖体大亚基的 P 位，空着的 A 位准备接受下一个氨基酰-tRNA，至此，肽链延长的准备工作就绪。③肽链合成的延长。在有关因子及能量的作用下，第二个氨基酰-tRNA 识别 mRNA 上的密码子，进入核糖体大亚基的 A 位，这一过程叫进位。随后，在转肽酶的作用下，P 位上的甲硫氨酰与 A 位上的氨基酰缩合形成二肽，使甲硫氨酰离开 P 位上的 tRNA 转移到 A 位上的tRNA上去，这一过程叫转肽。P 位上的 tRNA 失去氨基酸后，便从核糖体上脱落下来，核糖体向 mRNA 3′端移动一个密码子的距离，同时原来在 A 位上的肽酰-tRNA 移至 P 位上，空出的 A 位准确地定位于第三个密码子上，这一过程叫移位。此后，每经过进位、转肽和移位一个循环，多肽链就增加一个氨基酸残基，使肽链得以延长。④肽链合成的终止。当核糖体 A 位被终止密码子占据时，多肽链的合成即终止。在释放因子的作用下，多肽链与tRNA分离，mRNA 与核糖体分离，最后一个 tRNA 也离开核糖体，核糖体的大、小亚基彼此分离，翻译结束。

（3）中心法则　Crick 把 DNA、RNA 和蛋白质的关系概括为中心法则。其要点是：通过复制遗传信息由 DNA 传向 DNA，通过转录遗传信息由 DNA 传向 RNA，再由 RNA 来指导蛋白质的合成。病毒 RNA 也可以进行复制。后来发现很多 RNA 病毒中有一种反转录酶，能以RNA 为模板合成 DNA，称为反转录，从而使中心法则的内容得到了丰富和发展（图 4-8）。

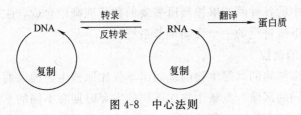

图 4-8　中心法则

（二）基因表达的调控

真核生物的每个体细胞中都具有两个完整的染色体组，但并非所有的基因都表达。不同物种的基因表达的情况不同，即使是同一种类的细胞在不同发育阶段表达也不同。这表明基因表达存在着调控机制。目前对原核生物基因调控机制研究得比较详细，对真核生物基因的表达的调控至今仍不很清楚。

1. 原核生物基因表达的调控

原核生物基因表达的调控主要在转录水平上。1961 年，Jacob 和 Monod 首先在大肠杆菌中发现了基因表达的调控系统，提出大肠杆菌乳糖操纵子模型（图 4-9）。乳糖操纵子包括一个启动子（promoter）、一个操纵基因（operator）和三个结构基因。三个结构基因的功能是编码与乳糖代谢有关的三种酶，即 β-半乳糖苷酶、半乳糖苷透膜酶和半乳糖苷乙酰转移酶。

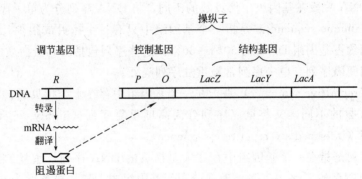

图 4-9　乳糖操纵子模型图解

R—调节基因；*P*—启动子；*O*—操纵基因；*LacZ*、*LacY*、*LacA*—结构基因，

分别编码 β 半乳糖苷酶、半乳糖苷透膜酶和半乳糖苷乙酰转移酶

在操纵子上游约 100bp 处有一个调节基因（regulator gene），调节基因能转录出自己的 mRNA，并翻译产生阻遏蛋白，对操纵基因进行调控。

当环境中没有乳糖存在时，调节基因能正常地转录出 mRNA，并翻译产生阻遏蛋白，有活性的阻遏蛋白为四聚体，能与操纵基因结合。当阻遏蛋白与操纵基因结合时，虽然 RNA 聚合酶也可以与启动子结合，但 RNA 聚合酶无法通过阻遏蛋白与操纵基因的结合部位，致使三个结构基因不能进行转录和翻译，即操纵子处于关闭状态。

当环境中有乳糖存在时，乳糖与调节基因产生的阻遏蛋白结合，引起阻遏物的构象发生变化，使之不再与操纵基因结合，RNA 聚合酶与启动子结合后通过操纵基因，操纵子处于打开状态，三个结构基因开始转录与翻译，产生三种酶使乳糖分解被细菌吸收利用。乳糖分解完毕后，阻遏蛋白恢复原有的构象而与操纵基因结合，三个结构基因停止转录。

原核生物大肠杆菌基因表达的调节说明了在环境因素诱导物存在的条件下，基因的相互作用使一个代谢系统中的各种酶能够按照所需要的数量准确地合成，生物体的代谢过程是在一系列基因密切配合下所进行的一个自动调节系统。

2. 真核基因表达的调控

真核生物特别是多细胞的高等生物的基因组不仅比原核生物的大而且结构复杂，转录与翻译被核膜隔开在不同的区域。真核生物在不同的发育时期有不同的基因表达，如人类血红蛋白的各种珠蛋白基因随着发育过程逐个"打开"或"关闭"而依次表达。另外，同一个基因在不同的细胞类型中表达也不同，如人的苯丙氨酸羟化酶基因一般只在肝细胞中表达。因此，真核生物基因的表达调控比原核生物复杂得多。真核生物表达在转录前、转录中、转录后、翻译及翻译后等五个水平都有可能存在调控机制。

四、基因组与基因组计划

基因组（genome）是指细胞或生物体的全套遗传信息。人类基因组包括两个相对独立而又相互联系的基因组，即核基因组和线粒体基因组。如果不作特殊说明，一般指的是核基因组。正常生殖细胞中所含有的全部染色体称为染色体组。人的体细胞中含有两个染色体组，每个染色体组所包含的全部基因构成一个基因组，即核基因组。

（一）核基因组的序列

1. 单一序列和重复序列

根据某种 DNA 片段在基因组中拷贝数的不同，将 DNA 序列分为单一序列和重复序列。

单一序列（unique sequence）是指一个基因组中只有一个拷贝或很少几个拷贝的 DNA 序列。单一序列约占基因组 DNA 的 $50\%\sim60\%$。这些序列包括编码蛋白质的结构基因的编码区序列和基因间隔序列。单一序列常被重复序列隔开。

重复序列（repetitive sequence）是指在一个基因组中存在多个拷贝的 DNA 序列。根据重复序列重复次数的不同，又将重复序列分为高度重复序列（highly repetitive sequence）和中度重复序列（intermediate repetitive sequence）。

高度重复序列是指在一个基因组中存在大量拷贝的 DNA 序列，重复的拷贝数在 $10^6\sim10^8$，占基因组 DNA 的 $10\%\sim30\%$，散在分布于基因组中，其片段长度为 $6\sim200bp$，因为缺少启动子，故没有转录能力。高度重复序列大多数集中在异染色质区，目前认为主要功能是参与维持染色体的结构以及参与减数分裂时染色体的配对。

中度重复序列是指在一个基因组中出现 $10^2\sim10^5$ 拷贝的 DNA 序列。约占基因组 DNA 的 30%。片段的长度约在 $300\sim7000bp$。散在分布于基因组中，在结构基因之间、基因簇内、内含子和卫星 DNA 序列中都能见到中度重复序列。人类基因组的中度重复序列中，Alu 家族、Kpn I 家族含量最丰富，它们是不编码的 DNA 序列。另外，编码功能性 RNA 的基因（如 rRNA 基因、tRNA 基因）、蛋白质的一些多基因家族（如组蛋白基因家族、免疫球蛋白基因家族）都不是单一序列，而是属于中度重复序列。

2. 多基因家族

多基因家族（multigene family）是指由一个祖先基因经过重复和变异所产生的一组来源相同、结构相似、功能相关的基因。按基因产物的不同，多基因家族分为两类：一类编码 RNA（tRNA、rRNA、snRNA），另一类编码蛋白质。按照它们在基因组中的分布不同，也可以分为两类：一类是序列高度同源，在同一条染色体上串联存在的基因簇（gene cluster），编码 tRNA、rRNA、组蛋白的基因属于此类；另一类是一个基因家族中的不同成员成簇地分布在不同染色体上，它们的序列有些不同，但编码一类功能相关的蛋白质，称之为基因超家族（gene super family）。如血红蛋白基因家族，由 α 珠蛋白基因簇和 β 珠蛋白基因簇组成，α 珠蛋白基因簇由 5 个相关基因组成，集中分布在第 16 号染色体短臂末端（16p13）；β 珠蛋白基因簇由 6 个相关基因组成，分布在第 11 号染色体短臂的一个狭小区域（11p15）。微管蛋白基因家族也属于基因超家族，微管相关蛋白 2、微管相关蛋白 T1 和 微管相关蛋白 T2 的基因分别位于 2q34-q35、17q21、6p21 等不同的染色体特定区域。

假基因（pseudo gene）是指在多基因家族中不产生有功能性基因产物的基因。它们与有功能的基因有同源性，原来可能是有功能的基因，后来在进化过程中发生突变，在其结构上发生了变化，失去了活性，不能表达产物，但它们仍保留在基因组中。大多数基因家族中都有假基因，如人类珠蛋白基因簇中的假基因 ψζ、ψα、ψβ 等。这些假基因在基因组中仅占很小的部分。

（二）人类基因组计划

人类基因组（human genome project，HGP）是指合成有功能的人体细胞中各类蛋白质及多肽链和 RNA 所必需的全部 DNA 序列和结构，包括人类的 23 对染色体上全部的 DNA 所携带的遗传信息的总和，约 30 亿个碱基对的序列。

人类基因组计划是由美国科学家 Renato Dulbecco 在 1986 年首先提出的，美国政府 1990 年 10 月正式启动，投资 30 亿美元，计划用 15 年（1990～2005 年）的时间构建详细的人类基因组遗传图、物理图和基因序列图，确定人类 DNA 的全部核酸序列，定位全部基因。1993 年又增加了人类基因的鉴定与分离的内容。其终极目标是阐明人类基因组全部 DNA 序列、识别基因、建立贮存这些信息的数据库、开发数据分析工具，并研究 HGP 实施所带来的伦理、法律和社会问题。1998 年人类基因组计划增加了基因组多样性研究的内容，强化了功能基因组研究技术平台体系。2000 年 6 月 26 日，美国、英国、法国、德国、日本和中国的科学家宣布："人类基因组计划框架图"的绘制工作已全部完成。我国是 1999 年 9 月参加到这项研究计划中的，承担了其中 1% 的测序工作，即 3 号染色体 3000 万个碱基对的测序工作。我国是唯一参加该计划的发展中国家。

人类基因组计划对于人类基因组理论的研究和种类疾病，尤其是遗传病的诊断、治疗具有划时代的意义。这个巨大成就将会对生命及医药等学科带来一场伟大而深刻的变革。

五、基因突变

生物体内的遗传物质通常是相当稳定的，但是受到机体内、外一些因素的影响，也会发生改变。多数改变在生物体修复系统的修复后及时恢复，少数改变经过复制保留下来并传给了后代。

（一）基因突变的概念

基因突变（gene mutation）是指 DNA 分子碱基对组成或排列顺序的改变。基因突变是在机体内外各种环境因素的作用下产生的，能诱导基因突变的各种因素称为诱变剂（mutagen），如电离辐射、紫外线、化学试剂、病毒等。由自然环境中诱变剂的作用或 DNA 复制过程中发生的碱基错配等因素所产生的突变，称为自然突变（spontaneous mutation）。人工使用诱变剂所产生的突变，称为诱发突变（induced mutation）。

基因突变可发生在个体发育的各个阶段。既可发生在体细胞中，也可以发生在生殖细胞中。突变发生在体细胞中，则称为体细胞突变。在有性生殖的个体中，这种突变不会传给后代，因而不会引起后代遗传性状的改变。但突变的体细胞经过有丝分裂可形成一个具有相同遗传的细胞群——克隆，它是细胞癌变的基础。基因突变如果发生在生殖细胞中，突变基因可传给后代，造成后代遗传性状的改变。

（二）基因突变的特性

（1）多向性　是指同一基因可发生多次独立的突变，形成3个或3个以上不同性质的基因。比如基因A可突变形成a_1、a_2、a_3等。a_1、a_2、a_3等构成复等位基因。人类ABO血型是由I^A、I^B、i三个基因决定的，i基因可能是原始基因，I^A和I^B可能是i基因突变产生的。

（2）可逆性　是指基因突变的方向是可逆的，野生型基因可向突变型基因突变，突变型基因也可向野生型基因突变。前者称为正向突变，后者称为回复突变。例如，A基因可突变为a基因，a基因又可突变为A基因。

（3）有害性　大多数基因突变对生物体来说都是有害的，因为在长期的自然选择和生物进化中，遗传结构处于平衡状态，基因突变打破了这种平衡，产生了有害的影响。人类的单基因遗传病都是基因突变引起的。只有少数基因突变是无害的。

（4）稀有性　某一基因在自然状态下发生突变的频率称为该基因在此群体中的自发突变率。人类基因的自发突变率约为$10^{-6} \sim 10^{-4}$突变基因/生殖细胞，即在1万个到100万个生殖细胞中才有1个基因发生突变。由此可见，基因突变频率是很低的，是一件稀有的事件。

（三）基因突变的分子基础

根据碱基变化的情况，基因突变一般可分为碱基替换突变（base substitution mutation）和移码突变（frame-shift mutation）两大类。

1. 碱基替换突变

碱基替换突变是指DNA分子中一个碱基对被另一个不同的碱基对取代所引起的突变，也称为点突变（point mutation）。碱基替换突变分两种形式：转换（transition）与颠换（transversion）。

转换是指一种嘌呤被另一种嘌呤取代或一种嘧啶被另一种嘧啶取代。颠换是指一种嘌呤被一种嘧啶取代或一种嘧啶被一种嘌呤取代。因此，碱基替换突变可产生4种转换和8种颠换（图4-10）。自发突变中转换多于颠换。

碱基替换可以由碱基类似物的掺入诱发。

在DNA复制中，碱基类似物的掺入取代了正常碱基，引起碱基对错配，从而诱发突变。例如5-溴尿嘧啶（BU）是一种碱基类似物，它的结构与胸腺嘧啶（T）结构相似，具有酮式和烯醇式两种可以互变的异构体。酮式状态与A配对，烯醇式状态与G配对。BU通常以酮式状态存在，当DNA复制时，酮式的BU替代T与A配对，使A-T对变为A-BU

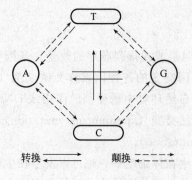

图4-10　碱基替换示意图

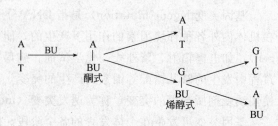

图4-11　BU诱发突变机制图解

对；第二次复制时，酮式的 BU 转为烯醇式 BU，烯醇式 BU 与 G 配对，出现 G-BU 对；第三次复制时，G-BU 对中的 G 与 C 配对，从而出现了 G-C 对，这样原来的 A-T 对变为 G-C 对（图 4-11）。

碱基的替换也可由化学诱变剂诱变产生。亚硝胺有氧化脱氨作用，能使 C 氧化脱氨变为 U，在 DNA 复制时，U 与 A 配对。在下一次复制时，A 与 T 配对。复制的结果原来 C-G 对变为 T-A 对（图 4-12）。除此之外，化学诱变剂还有羟胺、甲基磺酸乙酯等。

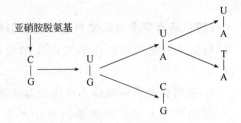

图 4-12 亚硝胺诱发基因突变图解

碱基替换可产生 4 种不同的结果：

（1）同义突变（same sense mutation）　同义突变是指碱基替换使某一密码子变成另一密码子，但所编码的氨基酸并没有发生改变，不影响蛋白质的功能。这是因为密码子具有兼并性。

（2）错义突变（miss sense mutation）　错义突变是指碱基替换使某一密码子变成另一密码子，所编码的是另一种氨基酸，结果多肽链中氨基酸的种类发生改变，产生异常的蛋白质。

（3）无义突变（nonsense mutation）　无义突变是指碱基替换使某一编码氨基酸的密码子变成终止密码。导致多肽链合成提前终止，产生没有活性的蛋白质。

（4）终止密码突变（termination codon mutation）　终止密码突变是指碱基替换使原来终止密码变成编码某一氨基酸的密码子。导致多肽链延长，直到下一个终止密码出现才停止合成。

2. 移码突变

移码突变在 DNA 某一位点增加或减少一个或几个（而非 3 或 3 的倍数）碱基对，使该位点以后的编码顺序发生错位的一种突变方式，称为移码突变。发生移码突变的基因表达时，导致多肽链中的氨基酸顺序发生改变，从而严重影响蛋白质或酶的结构与功能。吖啶类（如原黄素、吖黄素、吖啶橙等）诱变剂可引起移码突变，这类物质分子扁平，能插入到 DNA 分子相邻碱基对之间。如在 DNA 复制前插入，会造成一个碱基对的插入；若在 DNA 复制过程中插入，则会造成一个碱基对的丢失，两者的结果都能引起移码突变（图 4-13）。

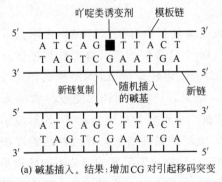 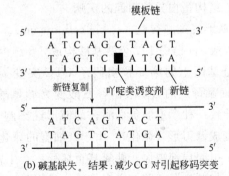

(a) 碱基插入。结果：增加 CG 对引起移码突变　　(b) 碱基缺失。结果：减少 CG 对引起移码突变

图 4-13 移码突变图解

3. 整码突变

整码突变（codon mutation）指在 DNA 链密码子之间插入或丢失一个或几个密码子，可导致多肽链增加或减少一个或几个氨基酸，变化点前后的氨基酸不变。又称密码子插入或

丢失。

（四）基因突变对机体表型产生的影响

根据基因突变对机体表型产生的影响，可将基因突变产生的表型效应分为以下几种情况。

1. 基因突变后对机体不产生明显的效应

例如同义突变，虽然基因发生了突变，但基因突变后所编码的蛋白质与原来相同。另外，有的错义突变虽然改变了蛋白质中氨基酸组成，但不影响蛋白质或酶的生物活性，对生物表型的形成不产生或只产生不明显的效应。从进化的观点看，属于中性突变。

2. 形成正常人体的遗传学差异

这种差异一般对机体不会产生影响。例如人类的 ABO 血型、HLA 抗原及同工酶的基因等都是基因突变形成的，这是生物多样化和进化的源泉。但在某些情况下也会产生严重的结果，例如，若输血时 ABO 血型不合，异体器官移植 HLA 组织型不合，则会产生排斥反应。

3. 少数情况下基因突变对机体产生有利的影响

例如非洲人血红蛋白突变基因（HbS）的携带者（HbAHbS）比正常人（HbAHbA）更具抗恶性疟疾的能力，这种突变有利于机体生存。

4. 引起遗传病

分子病和遗传性酶病都是由基因突变产生的。基因突变导致蛋白质分子质和量异常而引起的疾病称为分子病（molecular disease）。基因发生突变后，它所编码的蛋白质会发生结构上或数量上的改变，从而导致机体出现一系列的病理变化。如果编码酶的基因发生突变，便会引起酶合成障碍或结构、功能出现异常，使机体的代谢不能正常进行，甚至发生紊乱，最终导致疾病的形成。这种由遗传性酶缺陷所致的疾病称为遗传性酶病（hereditary enzymopathy）或先天性代谢缺陷（inborn errors of metabolism）。从广义上讲，遗传性酶病也属于分子病。因此，分子病包括结构蛋白异常引起的疾病和酶蛋白异常引起的疾病。

（1）结构蛋白异常引起的疾病

① 镰形红细胞贫血（sickle cell anemia）。人类血红蛋白分子（HbA）由两条 α 链和两条 β 链组成。α 链由 141 个氨基酸构成，β 链由 146 个氨基酸构成。镰形红细胞贫血是由于编码 β 链基因上的第 6 位密码子 CTC 突变为 CAC，使转录的 mRNA 密码由 GAG 变为 GUG，而翻译出的氨基酸由谷氨酸变为缬氨酸，结果，正常的 HbA 变成异常的血红蛋白 HbS，导致一种严重的贫血病，即镰形红细胞贫血。这种异常血红蛋白 HbS 形成结晶，使红细胞变成镰刀形（镰化），由于红细胞的镰化，血液的黏性增加，导致红细胞堆积，阻塞微循环，引起局部缺血、缺氧甚至坏死，产生剧痛。根据血管阻塞的部位不同导致不同器官的病变，如肝、肾、脑、心损伤等。又因为这种镰形红细胞的变形性降低，易在脾和肝滞留破坏，故出现溶血性贫血症状。

② 珠蛋白生成障碍性贫血（thalassemia）。又称地中海贫血，是由于珠蛋白基因缺失或突变，导致珠蛋白肽链合成障碍，使 α 链和 β 链合成失去平衡而导致的溶血性贫血。本病在我国多见于南方各省，按照发病原因的不同有不同的临床症状。本病可分为两大类，即 α 地

中海贫血和β地中海贫血。α地中海贫血是由于α珠蛋白基因的缺失或突变致使α珠蛋白链（α链）的合成受到抑制而产生的溶血。β地中海贫血是由于β珠蛋白基因的缺失或突变使β珠蛋白链（β链）的合成受到抑制而产生的溶血。

结构蛋白异常引起的疾病除血红蛋白病以外，还有各种因血浆蛋白异常、免疫球蛋白异常、受体蛋白异常等引起的分子病。

（2）酶蛋白异常引起的疾病　酶是机体内物质代谢的催化剂，基因通过合成特定的酶而控制机体的新陈代谢和遗传性状的形成。如果编码酶蛋白的基因发生突变导致合成的酶异常，或者由于基因的调控系统发生突变导致酶蛋白合成数量的异常，均可引起代谢紊乱，如代谢产物缺乏、底物堆积、中间产物增多、代谢旁路过多开放、反馈抑制作用减弱等，由此产生的疾病即为先天性代谢缺陷。

① 苯丙氨酸代谢缺陷。这是说明基因通过对酶的控制而影响遗传性状形成的典型例子（图4-14）。人体内蛋白质分解成苯丙氨酸后，苯丙氨酸羟化酶可催化其生成酪氨酸，再转变为3,4-对羟苯丙氨酸，并能在酪氨酸酶的催化下氧化生成黑色素。酪氨酸还能生成对羟苯丙酮酸，再生成黑尿酸，最后分解为 CO_2 和 H_2O。酪氨酸酶由 A 基因控制产生，而纯合隐性突变基因 aa 不能产生酪氨酸酶，影响黑色素的形成，患者因缺乏黑色素而导致白化病。苯丙氨酸羟化酶由 P 基因控制产生，纯合隐性突变基因 pp 不能合成该酶，患者体内苯丙氨酸不能正常代谢，分解的大量苯丙氨酸聚积在血液和脑脊液中，影响脑的发育而成痴呆。同时，黑色素的生成也减少，故出现与白化病相似的症状。由于部分苯丙酮酸从尿中排出，患者尿液呈特殊的霉臭味，称为苯丙酮尿症。黑尿酸酶由 AL 基因

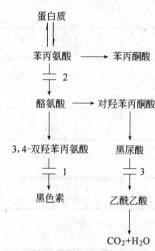

图 4-14　白化病、苯丙酮尿症、
黑尿病的发病机制
1—白化病；2—苯丙酮尿症；3—黑尿病

控制产生，纯合隐性突变基因 alal 不能合成该酶，苯丙氨酸代谢中所产生的黑尿酸不能分解，聚积在血液中，沉淀于软骨和关节中，形成变形关节炎，部分随尿排出，氧化后使尿变成黑色，称为黑尿病。

② 半乳糖血症。本病主要是由于半乳糖-1-磷酸尿苷酰转移酶基因的突变引起该酶缺乏所致。患者都是隐性纯合子，该酶基因定位于9p13。当该酶缺乏时，半乳糖代谢障碍（图4-15），半乳糖-1-磷酸和半乳糖在血中积累，进而在脑、肝、肾积累，导致肝功能损害甚至肝硬化，智力发育障碍，蛋白尿和氨基酸尿，以及低血糖。另外，半乳糖在醛糖还原酶的作用下转变成半乳糖醇，能改变晶状体渗透压，形成白内障。

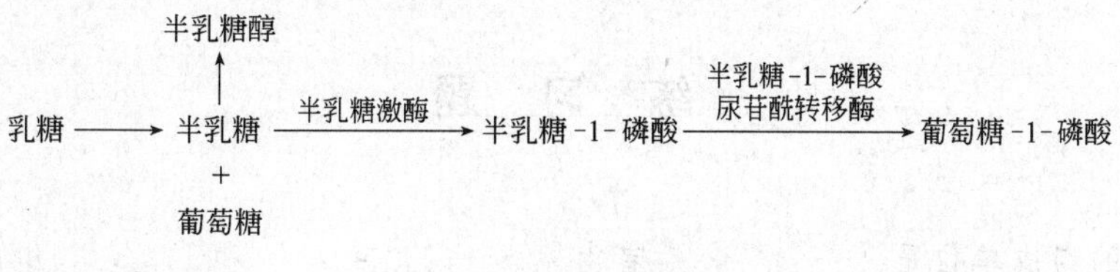

图 4-15　半乳糖代谢途径

③ 糖原贮积病。本病是酶缺陷导致底物积累的一类代谢病，目前已发现的糖原贮积病至少有12种类型。例如，糖原贮积病Ⅰ型是由于肝内葡萄糖-6-磷酸酶的基因突变，导致肝脏内葡萄糖-6-磷酸酶缺乏所致。正常人体内，肝糖原在一系列酶的作用下生成葡萄糖，这个反应的各个步骤都是可逆的，其主要步骤如下：

$$\text{糖原} \leftrightarrow \text{葡萄糖-1-磷酸} \leftrightarrow \text{葡萄糖-6-磷酸} \underset{\text{己糖激酶}}{\overset{\text{葡萄糖-6-磷酸酶}}{\leftrightarrow}} \text{葡萄糖}$$

由于该酶缺乏不能形成葡萄糖反而合成过多的肝糖原，引起肝脏肿大，当未进食时易发生低血糖，由于动用脂肪还可出现酮血症等症状。患者发育不良、消瘦、身体矮小。

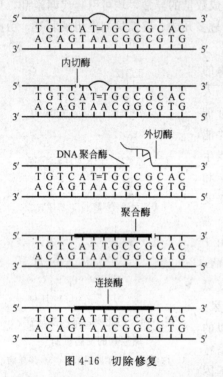

图 4-16　切除修复

（五）DNA 损伤的修复

在体内外各种因素的作用下，可导致 DNA 分子受到损伤。但大多数损伤，机体利用修复系统得到修复。在高等真核生物中，DNA 损伤的修复有两种主要的方式：切除修复和复制后修复，此外，低等生物及原核生物中还存在一种光修复方式。DNA 损伤有多种类型，其中胸腺嘧啶二聚体（T-T）最常见。

1. 切除修复

切除修复（excision repair）是一种多步骤的酶促反应过程。首先，特异的 DNA 内切酶识别受损伤的 DNA 部位，然后在胸腺嘧啶二聚体（T-T）5′端切断，在外切酶的作用下，切除损伤片段，并在 DNA 聚合酶的作用下，以正常的互补链为模板合成一段新的互补序列，经 DNA 连接酶的作用，将新合成的片段连接好，形成完整的 DNA 双链（图 4-16）。

2. 复制后修复

复制后修复（post replication repair），又称重组修复（recombination repair）。含有胸腺嘧啶二聚体（T-T）的受损 DNA 没有得到修复就开始复制，损伤修复可在复制后进行。DNA 复制时子链中与损伤部位二聚体（T-T）对应处因无法复制而出现缺口。复制结束后，不含损伤的母链与有缺口的子链重组，重组使缺口转移到母链上，母链的核苷酸片段补上子链的缺口。随后在 DNA 聚合酶的作用下，以母链对侧的子链为模板合成一段新链补充母链的缺口，再在 DNA 连接酶的作用下与旧链连接好，完成 DNA 损伤的修复。

练 习 题

一、填空题

1. DNA 的组成单位是_____，后者由_____、_____和_____组成。

2. 碱基对之间形成的是_____键。

3. 核苷酸与核苷酸之间通过_____键连接。

4. DNA 新链的合成方向是_____。

5. DNA 的复制方式是_____。

6. 基因的基本特征是_____、_____和_____。

7. 外显子与内含子的接头为_____，其作用是_____。

8. 人类基因组包括____基因组和_____基因组。

9. 基因表达包括_____和_____两个过程。

10. RNA 转录后的加工过程包括_____、_____和_____过程。

11. 基因突变具有_____、_____、_____和_____等基本特性。

二、单项选择题

1. DNA 分子中连接核苷酸之间的化学键是_____。

A. 离子键　　　　　B. 氢键　　　　　C. 磷酸二酯键　　　D. 高能磷酸键

2. 真核生物细胞中的 mRNA 来源于_____。

A. DNA 的转化　　　B. DNA 的复制　　C. DNA 的转录　　　D. DNA 的翻译

3. DNA 分子中碱基配对原则是_____。

A. $G \equiv A$、$C = T$　B. $G \equiv C$、$A = T$　C. $T \equiv A$、$G = C$　D. $G \equiv C$、$A = U$

4. 遗传信息传递的正确方向为_____。

A. DNA→mRNA →蛋白质　　　　　B. DNA →蛋白质

C. RNA →蛋白质　　　　　　　　D. RNA →DNA→蛋白质

5. 遗传密码通常用下列哪种核酸的核苷酸三联体表示_____。

A. mRNA　　　　　B. tRNA　　　　　C. rRNA　　　　　D. hnRNA

6. mRNA 分子上的蛋白质合成的起始密码是_____。

A. AUG　　　　　B. UAG　　　　　C. AGU　　　　　D. GAU

7. mRNA 分子上的蛋白质合成的三个终止密码是_____。

A. GAA、GAG、GGA　　　　　　B. AGA、AUG、AUU

C. UAU、UGU、UUA　　　　　　D. UAA、UAG、UGA

8. mRNA 加工过程中应剪掉的是_____。

A. 前导序列　　　　B. 侧翼序列　　　C. 内含子序列　　　D. 外显子序列

9. 下列哪一项属于碱基转换_____。

A. A←→C　　　　　B. A←→T　　　　C. T←→C　　　　　D. G←→C

10. 基因中插入一个碱基后会导致_____。

A. 整码突变　　　　B. 移码突变　　　C. 替换突变　　　　D. 重复突变

三、问答题

1. 简述 DNA 双螺旋结构的特点。

2. 简述 DNA 分子自我复制过程。

3. 画图表示中心法则的内容。

4. 以大肠杆菌利用乳糖为例，简述原核生物基因表达的调控。

5. 简述 RNA 的转录和加工过程。

阅读材料

人类基因组计划与后基因组计划

人类基因组计划（human genome project，HGP）是由美国科学家于 1985 年首先提出，1990 年正式启动的。美国、英国、法国、德国、日本和中国科学家共同参与了这一预算达 30 亿美元的人类基因组计划。按照这个计划的设想，在 2005 年，要把人体内约 10 万个基因的密码全部解开，同时绘制出人类基因的谱图。换句话说，就是要揭开组成人体 4 万个基因的 30 亿个碱基对的秘密。

后基因组计划（post genome project）是基因组全序列测定完成后，对基因组的结构、表达、修复、功能等进行研究的计划。其核心科学问题主要包括：基因组的多样性，基因组的表达调控与蛋白质产物的功能以及模式生物基因组研究等。它的研究将为人们深入理解人类基因组遗传语言的逻辑构架，基因结构与功能的关系，个体发育、生长、衰老和死亡机理，神经活动和脑功能表现机理，细胞增殖、分化和凋亡机理，信息传递和作用机理，疾病发生、发展的基因及基因后机理（如发病机理、病理过程）以及各种生命科学问题提供共同的科学基础。

第五章 单基因遗传与单基因病

【学习指南】

1. 掌握常见单基因遗传病种类、单基因遗传病遗传方式及系谱特点。
2. 掌握单基因遗传病的系谱调查和分析。
3. 熟悉遗传分析中常用的专业术语。
4. 熟悉遗传的三大基本规律并能运用。
5. 了解单基因遗传的影响因素。

第一节 遗传的基本规律

遗传与变异是生命的基本特征之一，生物的遗传与变异现象是通过具体的性状被人们认识的。生物遗传给后代的并不是具体的性状，而是遗传物质——基因，基因的遗传遵循着三大基本规律，即分离定律、自由组合定律、连锁和互换定律。前两个规律都是孟德尔通过豌豆杂交试验总结出来的，分别称为孟德尔第一定律和第二定律；后一个规律是摩尔根和他的学生通过果蝇杂交试验总结出来的，称为摩尔根定律。这三大定律奠定了现代遗传学的理论基础。

一、遗传分析中常用的名词术语

（1）性状　生物体形态、结构与生理、生化功能的总称，是一个统称。

（2）相对性状　同一性状的多样性（或相对性状的多种表现）。

（3）显性性状　具有相对性状的纯合亲本杂交试验中，子一代表现出来的亲本的性状。

（4）隐性性状　具有相对性状的纯合亲本杂交试验中，子一代未表现出来的亲本的性状。

（5）表现型　生物体表现出来的性状，也就是生物具体的性状。

（6）基因　在染色体上占有一定位置的遗传单位。基因一般用英文字母表示。

（7）等位基因　位于同源染色体的相对位点，控制相对性状的一对基因。

（8）显性基因　控制显性性状的基因。一般用大写英文字母表示，如 D、R 等。

（9）隐性基因　控制隐性性状的基因。一般用小写英文字母表示，如 d、r 等。

（10）基因型　用字母表示基因存在的形式。如 DD、Dd、dd 等，基因型是肉眼看不见的，可以通过杂交的方法推测到。

（11）纯合体　位于同源染色体同一位点上的一对基因是完全相同的，这样的个体称为纯合体，如 AA、dd 等即为纯合体个体。

（12）杂合体　位于同源染色体同一位点上的一对基因是不同的，这样的个体称为杂合体，如 Aa、Dd 等都为杂合体个体。

对其他专业术语的解释将在以后相应章节中给出。

二、分离定律

任何一门学科的形成与发展总是同当时热衷于这门科学研究的杰出人物紧密相关，遗传

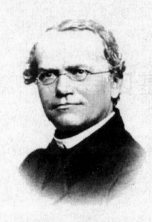

学的形成与发展也不例外，孟德尔就是遗传学杰出的奠基人。

孟德尔（Mendel G.，1822～1884，图5-1）出生于奥地利海森道夫地区。在修道院任职，并利用业余时间开始了长达12年的植物杂交试验。在从事的大量植物杂交试验中，以豌豆杂交试验的成绩最为出色。于1865年发表了《植物杂交试验》的论文，提出了遗传单位是遗传因子（现代遗传学称为基因）的论点，并揭示出遗传学的两个基本规律——分离律和自由组合律。这两个重要规律的发现和提出为遗传学的诞生和发展奠定了坚实的基础，这也正是孟德尔名垂后世的重大科研成果。

（一）一对相对性状的杂交试验——分离现象

图5-1 孟德尔

孟德尔用纯种的高茎豌豆和矮茎豌豆作亲本（用P表示），以人工杂交的方法，即在不同的植株（高、矮茎）之间进行异花传粉（图5-2），得到的所有第一代植株（称"子一代"，用 F_1 表示）都表现为高茎。让 F_1 植株进行自花授粉，得到的第二代植株（称"子二代"，用 F_2 表示）共有1064株，既有高茎的，又有矮茎的。其中，高茎的有787株，矮茎的有277株，它们在数量上的比为787/277，近似于3∶1（图5-3）。

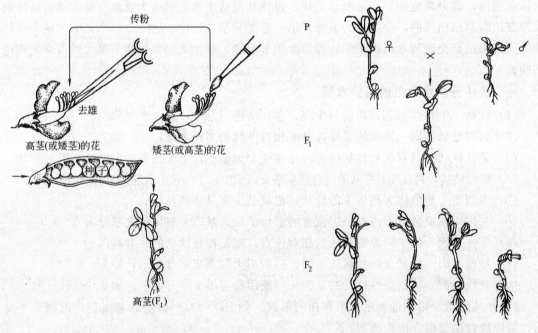

图5-2 豌豆异花传粉示意图　　　　图5-3 豌豆杂交实验示意图

上述实验，不论用哪一种性状作父本或母本，子一代都表现出高茎植株。而在子二代中，两个亲本的性状都同时出现，且数量比近似于3∶1。这种在后代中显现不同性状的现象，叫做性状分离。

孟德尔用豌豆的其他相对性状（如种子的圆滑与皱缩、子叶的黄色与绿色、花顶生与花腋生等）进行杂交试验，也得到同样的结果，即 F_2 表现的两种性状在数量上的比都近似于3∶1（表5-1）。

表 5-1 孟德尔豌豆七对相对性状的杂交实验结果

性状类别	亲本的相对性状	F_1 性状	F_2 性状及数量	比率
种子的形状	圆滑-皱形	圆滑	圆(5474);皱(1850)	2.96:1
子叶的颜色	黄色-绿色	黄色	黄色(6022);绿色(2001)	3.01:1
花的位置	腋生-顶生	腋生	腋生(651);顶生(207)	3.14:1
花的颜色	红花-白花	红花	红色(705);白色(224)	3.15:1
茎的高度	高茎-矮茎	高茎	高茎(787);矮茎(277)	2.84:1
豆荚的形状	饱满-皱缩	饱满	饱满(882);皱缩(299)	2.95:1
未成熟豆荚颜色	绿色-黄色	绿色	绿色(428);黄色(152)	2.85:1

（二）对性状分离现象的解释

孟德尔在对上述豌豆杂交试验结果的分析中认为，控制性状的物质是存在于细胞里的一种遗传因子（genetic factor），这种遗传因子就是基因（gene），也就是说性状是受基因控制的。基因是在染色体上的，因为在体细胞中染色体是成对的，所以基因也是成对的，在形成生殖细胞时，要进行减数分裂，随着同源染色体的分离，成对的基因彼此分离，分别进入不同的生殖细胞，所以，在生殖细胞中只有每对基因的一个。

孟德尔在进行杂交实验（图 5-4）时，所用的亲本都是纯合体，高茎由显性基因 D 控制，矮茎由隐性基因 d 控制，当 F_1 进行减数分裂时，其成对的遗传因子 D 和 d 又彼此分离，最终产生了两种不同类型的配子。一种是含有遗传因子 D 的配子，另一种是含有遗传因子 d 的配子，而且两种配子在数量上相等，各占 1/2。因此，上述两种雌、雄配子的结合便产生了三种组合：DD、Dd 和 dd，它们的比为 1:2:1，在性状表现上则为 3（高）:1（矮）。

（三）对性状分离假设的验证——测交

前面讲到孟德尔对分离现象的解释，仅仅建立在一种假说基础之上，为了验证，孟德尔

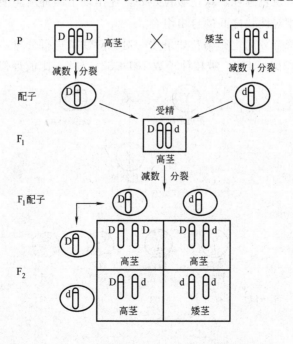

图 5-4 高茎豌豆与矮茎豌豆杂交示意图

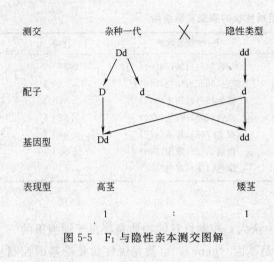

图 5-5　F₁ 与隐性亲本测交图解

基础是在减数分裂中同源染色体的分离。

设计验证实验——测交，即用 F₁ 杂合个体与隐性纯合亲本的杂交。实验结果完全符合预期结果（图 5-5）。

（四）分离定律的实质

孟德尔提出的遗传因子的分离假说，用他自己所设计的测交等一系列试验，已经得到了充分的验证，亦被后人无数次的试验所证实。结论就是：在生物体中，一对等位基因共同存在于一对同源染色体上，在形成配子时，等位基因随着同源染色体的分离而分离，分别进入到不同的配子中去。这就是分离定律，也称为孟德尔第一定律。其细胞学

三、自由组合定律

基因的自由组合定律是孟德尔通过两对以上相对性状的杂交实验总结出来的。

（一）两相对性状的杂交实验——自由组合现象

在豌豆的各种性状中，孟德尔选用了子叶的颜色和种子的形状（即黄色子叶、圆粒种子和绿色子叶、皱粒种子）两对性状进行杂交实验。结果 F₁ 全部表现为黄色圆粒，说明黄色相对绿色为显性，圆粒相对皱粒为显性。把 F₁ 种下去，让其植株自花传粉，得到 F₂ 代种子 556 粒，出现了四种表现型，它们是黄色圆粒 315 粒、绿色圆粒 108 粒、黄色皱粒 101 粒、绿色皱粒 32 粒。计算四种表型的比，近似于 9∶3∶3∶1（图 5-6）。可见，子二代中除了出现两个亲本性状（黄色圆粒、绿色皱粒）外，还出现了两种新类型，即绿色圆粒、黄色皱粒，显示出了不同相对性状之间的自由组合。

上述的实验结果符合分离定律吗？如果按一对相对性状进行分析，其结果为：①种子形状。圆粒种子数 315＋108＝423、皱粒种子数 101＋32＝133，比值近似 3∶1。②子叶颜色。

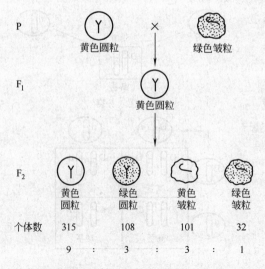

图 5-6　两对相对性状的豌豆杂交试验

黄色种子数 315＋101＝416、绿色种子数 108＋32＝140，比值近似 3∶1。数据表明，虽然两对相对性状的遗传分别由两对等位基因控制，但每一对等位基因的传递仍符合分离定律。把两对相对性状联系在一起分析，却出现了 9∶3∶3∶1，为什么出现这样的比值呢？

（二）自由组合现象的解释

孟德尔推测：子叶的颜色（黄色和绿色）和种子的形状（圆粒和皱粒），分别由两对同源染色体上的（两对）等位基因控制，Y 基因控制黄色、y 基因控制绿色、R 基因控制圆粒、r 基因控制皱粒。则亲本黄圆的基因型为 YYRR，亲本绿皱的基因型为 yyrr，它们产生的配子分别是 YR 和 yr。通过杂交，F_1 的基因型是 YyRr，表现型是黄色圆粒。

当 F_1 产生配子时，根据分离定律可知，等位基因彼此分离，即 Y 与 y、R 与 r 分离。非等位基因之间又可以随机组合，于是产生了雌、雄配子各四种：YR、Yr、yR、yr，它们的比是 1∶1∶1∶1。四种雌、雄配子相结合，共有 16 种组合方式。其中 9 种基因型（YYRR、YYRr、YYrr、YyRR、YyRr、Yyrr、yyRR、yyRr、yyrr），4 种表现型（黄圆、黄皱、绿圆、绿皱），它们之间的比近似于 9∶3∶3∶1（图 5-7）。

以上性状分离比的实际情况充分表明，这两对相对性状的遗传分别是由两对遗传因子控制着的，其传递方式依然符合分离规律。此外，它还表明了一对相对性状的分离与另一对相对性状的分离无关，二者在遗传上是彼此独立的。

如果把这两对相对性状联系在一起进行考虑，那么，这个 F_2 表现型的分离比应该是它

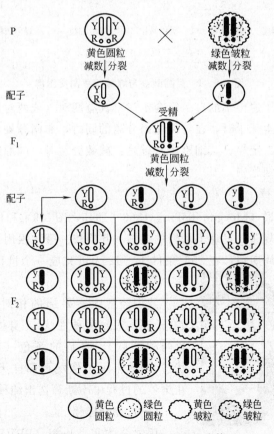

图 5-7　豌豆两对等位基因的遗传

们各自 F_2 表现型分离比（3∶1）的乘积，即 9∶3∶3∶1。

这也表明，控制黄、绿和圆、皱两对相对性状的两对等位基因，既能彼此分离，又能自由组合。

（三）自由组合现象的验证

孟德尔仍然用测交的方法来验证其正确性。现在的关键是要证明 F_1 是否真的像孟德尔所推测的那样生成了 4 种配子（YR、Yr、yR、yr）？运用测交验证，只要对 F_1 进行测交，看其测交后代生成什么样的表现型就可以了。可以先从理论上分析一下，只有测交后代生成四种表现型（黄圆、黄皱、绿圆、绿皱），且比均为 1∶1∶1∶1，这时才能证明 F_1 是生成了 4 种配子（YR、Yr、yR、yr）。接下来，孟德尔在试验田里对 F_1 进行了测交，结果其后代果然是上述的四种表现型和比例，这样就非常坚定地支持了孟德尔的分析是正确的（图 5-8）。

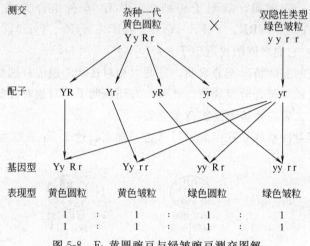

图 5-8　F_1 黄圆豌豆与绿皱豌豆测交图解

最后，孟德尔提出了遗传学的自由组合定律：具有两对（或两对以上）相对性状的亲本进行杂交，当子一代产生配子时，在等位基因分离的同时，非同源染色体上的不等位基因能自由组合，即孟德尔第二定律。其细胞学基础是：减数分裂时，同源染色体分离，非同源染色体随机组合进入生殖细胞中。

四、连锁和互换定律

美国遗传学家摩尔根（Morgan T.H.，1866～1945，图 5-9）和他的学生用果蝇作为实验材料研究生物的遗传规律，发现了基因的连锁和互换律。摩尔根用果蝇作为实验材料，是因为果蝇体型小，生活周期短，在 25℃ 条件下，12 天可完成一个世代，而且性状之间差别大，易区别。

我们经常观察果蝇的相对性状有：翅膀的长短（有长翅和短翅两种性状）、身体的颜色（有灰色和黑色两种性状）、眼睛的颜色（有红眼和白眼两种性状。）当然果蝇不像豌豆那样天然就是纯合体，需要在饲养的过程中不断筛选出纯种的个体供试验之用。

（一）完全连锁

用纯合体灰身长翅（BBVV）果蝇和纯合体黑身

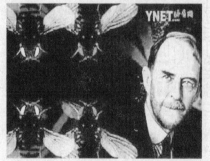

图 5-9　摩尔根

残翅（bbvv）果蝇杂交，子一代全部表现为灰身长翅（BbVv）。由此可证明：灰色（B）对黑色（b）为显性，长翅（V）对残翅（v）为显性。根据自由组合定律，将子一代的雄性果蝇与纯合隐性雌果蝇黑身残翅（bbvv）进行测交，可推出后代有四种基因型和四种表现型，即灰身长翅（BbVv）、灰身残翅（Bbvv）、黑身长翅（bbVv）、黑身残翅（bbvv），并呈1∶1∶1∶1的比例。

然而，测交结果并非如此。在测交后代中只出现了和亲本表现型相同的两种类型，灰身长翅和黑身残翅，且呈1∶1的比例（图5-10）。也就是说，在这里子一代雄果蝇不像自由组合那样，生成了四种不同的配子，且比例为1∶1∶1∶1。那么，为什么子一代雄果蝇只生成两种配子而不是四种配子呢？

摩尔根假设：控制上述果蝇两对相对性状的基因应位于同一对同源染色体上，而且只生成了BV和bv两种配子，因此可判断B与V位于同一条染色体上，b与v位于同一条染色体上。这样子一代雄性在形成配子时，只有两种BV和bv（图5-10）的精子，与bv的卵子受精后，产生灰身长翅（BbVv）和黑身残翅（bbvv）的子二代，呈1∶1的比例。

遗传学上把位于同一条染色体上的非等位基因连在一起传递的现象叫做连锁。像这种测交后代表现型完全是亲本组合类型的连锁现象，称为完全连锁。

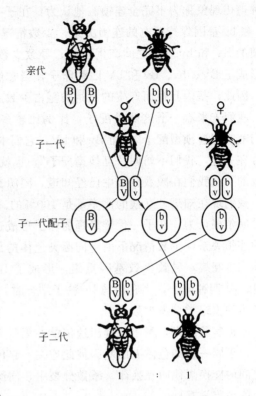

图5-10　果蝇的完全连锁

（二）不完全连锁

在上述的果蝇实验中，如果让子一代雌果蝇（BbVv）进行测交，则出现了与雄果蝇不同的测交结果，后代不再是两种表现型，而是四种：灰身长翅、灰身残翅、黑身长翅、黑身残翅，与自由组合的测交结果相似。但在自由组合中，测交后代四种表现型的比例是1∶1∶1∶1的关系，而对子一代雌果蝇的测交结果却出现了另一种现象：亲本的类型灰身长翅（BbVv）、黑身残翅（bbvv）分别占41.5%，另两个新的类型灰身残翅（Bbvv）、黑身长翅（bbVv）分别占8.5%（图5-11）。它既不是完全连锁，也不是自由组合，摩尔根把

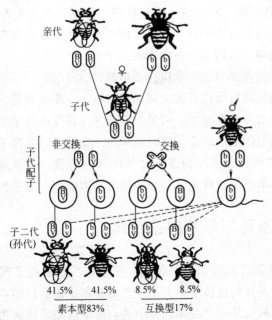

41.5%　41.5%　8.5%　8.5%
亲本型83%　　互换型17%

图5-11　果蝇的不完全连锁图

71

这种遗传现象称为不完全连锁。他认为：在子一代雌果蝇的卵子形成过程中，大多数情况下 BV 和 bv 基因保持原有的连锁关系，少数情况下由于同源染色体的部分片段发生交换，使连锁的 BV 和 bv 基因之间产生互换，导致少数基因重组，形成了 Bv 和 bV 新的连锁关系，就形成了 BV、bv、Bv 和 bV 四种卵子，当它们与 bv 精子结合时，就产生了四种类型的后代。因此，基因互换而产生的重组类型占少数。

我们先来看一下这两类配子，比例比较多的 BV 和 bv，它们本来就是一个连锁对象，我们就叫"连锁型配子"，而 Bv 和 bV，它们本来不在同一条染色体上，是交换让它们重新组合在一起，我们不妨叫"互换型配子"，也就是说如果不发生交叉互换的话，它们是不能生成的。而我们在减数分裂中已经知道，同源非姐妹染色单体的交叉互换是随机发生的，当然，我们现在知道，互换的比率不是100％的。

摩尔根认为：在子一代雌果蝇的卵子形成过程中，大多数情况下 BV 和 bv 基因保持原有的连锁关系，少数情况下由于同源染色体的部分片段发生交换，使连锁的 BV 和 bv 基因之间产生互换，导致少数基因重组，形成了 Bv 和 bV 新的连锁关系，就形成了 BV、bv、Bv 和 bV 四种卵子，当它们与 bv 精子结合时，就产生了四种类型的后代。因此，基因互换而产生的重组类型占少数。

根据实验结果，摩尔根提出遗传学的第三大规律——连锁和互换定律。在生殖细胞形成时，位于同一条染色体上的基因彼此连在一起传递的规律叫连锁律；同源染色体上的等位基因之间的交换规律叫互换律。减数分裂中，同源染色体的联会与交叉（互换）是连锁和互换定律的细胞学基础。

（三）互换率

连锁和互换是生物界普遍存在的现象。在同一对染色体上有许多的基因，它们彼此相互连锁构成一个连锁群。生物所具有的连锁群数目一般与生物体细胞中染色体对数一样。如：果蝇有4对染色体，可构成4个连锁群；人类有23对染色体，其中22对常染色体构成22个连锁群，X 染色体和 Y 染色体的连锁基因不同，各构成一个连锁群，因此，人类共有24个连锁群。同一连锁群内的各对等位基因之间可以发生互换，通常用互换率表示，也叫重组率。互换率是指两对基因之间发生交换的频率，可用以下公式求得：

$$互换率（％）＝重组合类型数/（重组合类型数＋亲组合类型数）\times100％$$

一般地，互换率的大小与同源染色体上的两对等位基因之间的距离有关。距离越远，发生交换的可能性越大；距离越近，发生交换的可能性越小。可见，互换率可以反映两个基因在同一条染色体上的相对距离。两基因在染色体上的距离可用图距单位来衡量，当互换率是1％时为1厘摩（cM）。由此可推测同一对染色体上非等位基因之间的相对位置，再将每一种生物染色体上连锁基因的相对位置确定下来。用这种方法绘制而成的基因组图叫连锁图。

第二节 单基因遗传与单基因遗传病

某种遗传性状如果受一对基因控制，并通过遗传信息的传递，使这种性状能在子代重现，这种遗传方式称为单基因遗传。因为这类性状遗传基本上是按照孟德尔定律进行的，所以又称孟德尔式遗传。人类的某些遗传性疾病也是受一对基因控制的，故称这类遗传病为单基因遗传病。根据致病基因位于不同类别的染色体上（常染色体和性染色体），以及致病基因的性质不同（显性基因和隐性基因），将单基因遗传（病）分为：常染色体显性遗传（病）（autosomal dominant diseases，AD）、常染色体隐性遗传（病）（autosomal recessive diseases，AR）、X 连锁显性遗传（病）（X-linked dominant disorders，XD）、X 连锁隐性遗传（病）（X-linked recessive disorders，XR）、Y 连锁遗传（病）（Y-linked diseases ）。

一、系谱与系谱分析

由于研究人类性状不能像研究动植物那样可以通过杂交试验来发现其遗传规律，因而必须有研究人类遗传规律的特殊方法。系谱分析方法就是其中最常用的方法之一。系谱（pedigree）是指从先证者入手，在详细调查其家族成员的发病情况后，按一定方式绘制成的图谱。系谱中不仅包括患病个体，也包括家族中所有的健康成员，所以又称家系谱。绘制系谱时常用的一些符号见图 5-12。系谱中的先证者是指医生在该家系中最先确定的患者。

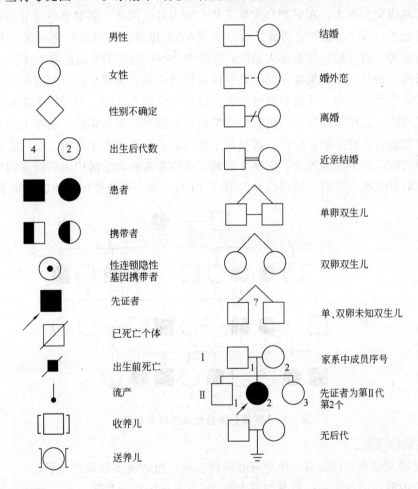

图 5-12　系谱常用符号

绘制系谱的具体方法是：医生从该家族中首先被确诊的患者即先证者开始，着手调查患者家族中各成员情况，一般询问追溯其直系和旁系亲属各世代成员数目、亲缘关系、该种疾病在该家族亲属中的分布情况，逐一用符号表示并绘制成图。根据绘制出来的系谱图，按遗传规律进行分析，即为家系分析。通过家系分析以便确定所发现的某一特定疾病在这个家族中是否有遗传因素及其可能的遗传方式。在绘制系谱过程中的注意事项参看第八章第一节。

二、常染色体显性遗传

生物的性状或疾病受显性基因控制，且该显性基因位于常染色体上，这种遗传方式叫常染色体显性遗传。由染色体上的显性致病基因引起的疾病称常染色体显性遗传病。群体中常染色体显性遗传病的发病率约为 0.9%，目前已被人们认识的有近 5000 种，较为常见的如家族性多发性结肠息肉（遗传型）、多指（趾）、慢性进行性舞蹈病、软骨发育不全、成骨发育不全症等。

常染色体显性遗传按基因表达情况不同，又可分为完全显性遗传、不完全显性遗传、不规则显性遗传、共显性遗传、延迟性显性遗传五种类型。

1. 完全显性（complete dominance）遗传

杂合子患者可以表现出与显性纯合子患者相同的表现型，这就是完全显性遗传。致病基因都由正常基因突变而来，而突变的发生是稀有的事件。因此，患常染色体显性遗传病的人大多数是杂合子（Aa），很少见到显性纯合子（AA）患者。如果亲代之一是某种常染色体显性遗传病患者，他（她）与正常人婚配，所生子女中，约有 1/2 是患病个体。

齿质形成不全是一种较为常见的常染色体显性遗传病，患者牙齿有明显的缺陷，在牙齿上有灰色或蓝色乳光出现，牙齿容易被磨损。成骨发育不全症是一种因先天遗传性缺陷而引起胶原纤维病变，造成骨骼强度、耐受力变差而容易脆弱骨折的疾病。临床上的表现可以由较轻微的骨质疏松表现至频繁骨折，甚至在子宫内胎儿阶段即产生骨折，最严重时造成婴儿出生不久即夭折，甚至造成死产。能够存活的，也经常在日常生活中由不经意的外力造成骨折，因此人们管这类小孩叫"玻璃娃娃"。图 5-13 为一典型常染色体显性遗传病系谱。

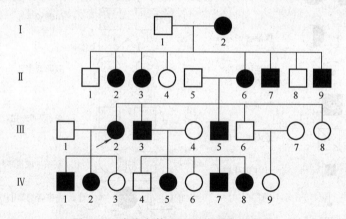

图 5-13　常染色体显性遗传病典型系谱

该系谱的特点是：

① 患者的双亲中，往往有一个患有相同的疾病，患者大多数是杂合子。

② 患者的同胞中患此病的数量约占 1/2，男女发病的机会均等。这一点在个别小家系中不一定能反映出来。如果把患有相同遗传病的几个婚配情况相同的家系综合在一起加以分析，就会得出近似的比例。

③ 在系谱中连续几代都可以看到此病患者，即常染色体显性遗传病在家族中可以连续传递。

④ 双亲都无病时，子女中一般不会出现患者，只有在基因发生突变的情况下才例外。

2. 不完全显性（incomplete dominance）遗传或半显性遗传

当杂合子（Aa）的表现型介于纯合显性（AA）和纯合隐性（aa）的表现型之间时，这种遗传方式就称为不完全显性遗传（或称半显性遗传）。当两个杂合子（Aa）婚配时，其子代中表现型比例不是 3：1 而是 1：2：1，和基因型的比例相同。β 型地中海贫血是不完全显性遗传的典型实例。这种遗传病原发于地中海区域，发病原因是由于造血系统的血红蛋白（HbA）中 β 链合成受到影响，血红蛋白分子发生改变，导致铁利用发生障碍而造成低色素性贫血，红细胞的形态也易发生改变。不同基因型的个体，由于 β 链合成所受影响程度不同，因而在临床上会出现不同病情：重型和轻型。

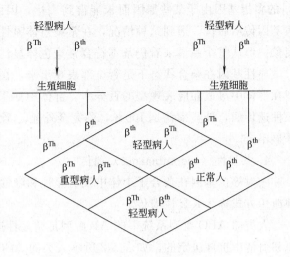

图 5-14 两个轻型 β 型地中海
贫血症患者间的婚配图解

显性纯合子（AA）不能合成或只能合成很少量的 β 链，结果形成重型患者；隐性纯合子（aa）能正常合成 β 链，血液正常；杂合子（Aa）的 β 链合成部分受阻，结果表现为轻型患者。当两个杂合子轻型患者婚配时，其子代中将出现重型患者、轻型患者和正常人，其分离比例为 1：2：1。表现型和基因型的比例相同（1AA：2Aa：1aa）（图 5-14）。

这里值得一提的是，不完全显性首先是显性，即杂合体仍然只表现出显性基因所控制的性状，只不过此时显性基因的性状由于某种原因没有或不能完全表现出来，绝不是显性基因和隐性基因的性状得到了共同表现，隐性基因的性状在杂合体中是不能表达出来的。

3. 不规则显性（irregular dominance）遗传

有时候带有某种显性致病基因的杂合子个体，因受遗传背景或环境因素的作用而不表现出相应的症状，导致显性遗传规律出现不规则现象，这种遗传方式称为不规则显性遗传或外显不全。图 5-15 为一多指系谱，II₂ 为多指先证者，其子女 III₁ 和 III₂ 均为患者，III₃ 的手指正常，这表明 II₂ 的基因型为杂合子，而 II₂ 的双亲（I₃ 和 I₄）的手指均为正常。但 I₃ 的同胞弟兄 I₂ 是多指患者，因此，从整个系谱来看，II₂ 的多指基因是由于基因突变而产生的可能性不大，这个多指基因只能是由 I₃ 传递过来的。这一点可以从 I₂（多指患者）处得到旁证。

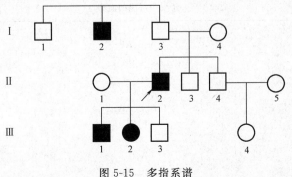

图 5-15 多指系谱

I_3的多指基因由于某些原因而未能得到表达，因而其手指仍为正常，但这并不影响其将致病基因传给后代。遇到这种情况，在常染色体显性遗传病的系谱中会出现不规则的隔代遗传现象。但从整个系谱来看仍基本符合常染色体显性遗传的特点。

显性基因在杂合状态下是否全部表现出来，在遗传学中常用外显率来表示，即一定基因型在群体中形成相应表现型的百分率。群体中如果带有某一致病基因的个体，100%发生了该种遗传病，外显率就是100%，称完全外显。当外显率小于100%时，则称不完全外显或外显不全。

4. 共显性（codominaance）遗传

一对等位基因在杂合子个体中没有显性和隐性之别，它们所控制的性状都得到表达，这种遗传方式称为共显性遗传。

人类的ABO血型系统中的AB血型是共显性遗传的结果。ABO血型是由红细胞表面抗原和血清中抗体决定的，如表5-2所示人类的ABO血型是单基因遗传性状。决定于第9号染色体（9q34）上的一组复等位基因。所谓复等位基因是指在群体中同源染色体的相对应的基因位点上，有三种以上的基因（如I^A、I^B和i），然而对任何一个人来说，他的等位基因只能占有其中的任何两个基因。人类的ABO血型就是由I^A、I^B和i三个基因构成的复等位基因（multiplealleles）决定的。基因I^A对i为显性，所以基因型I^AI^A和I^Ai的个体都为A型；基因I^B对i也为显性，所以基因型I^BI^B或I^Bi的个体都为B型；基因型ii的个体为O型；基因I^A和I^B之间为共显性，等位基因所控制的性状得到了共同表现。所以基因型I^AI^B的血型为AB型。

表 5-2　ABO 血型的特点

血型	红细胞抗原	血清中的天然抗体	基因型
A	A	β	I^AI^A,I^Ai
B	B	α	I^BI^B,I^Bi
AB	AB	—	I^AI^B
O	—	α,β	ii

根据孟德尔的分离定律原理，已知双亲的血型，就可以估计出其子女中可能有什么血型或不可能出现什么血型（表5-3）。如父母双方血型分别为AB型和O型，他们子女血型则是A型或B型（图5-16）。这在法医学的亲权鉴定上有一定作用。

表 5-3　双亲和子女间血型遗传的关系

双亲血型	子女中可能的血型	子女中不可能的血型
A×A	A、O	B、AB
A×AB	A、B、AB	O
A×B	A、B、AB、O	—
A×O	A、O	B、AB
B×B	B、O	A、AB
B×AB	A、B、AB	O
B×O	B、O	A、AB
O×O	O	A、B、AB
AB×O	A、B	AB、O
AB×AB	A、B、AB	O

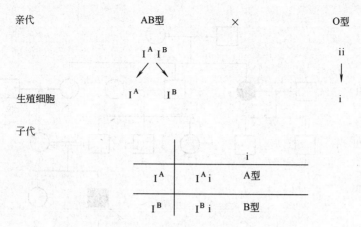

图 5-16　AB 型和 O 型父母所生子女的血型图解

5. 延迟性显性 (delayed dominance) 遗传

有些携带显性致病基因的杂合子，他们在生命早期并不表现出临床症状，到了一定年龄后，致病基因所控制的性状才表现出来。这种现象称为延迟显性，其遗传方式与延迟性显性遗传。例如，慢性进行性舞蹈病是一种延迟性显性遗传病。基因型为杂合子的个体多数在30 岁以后才发病，患者表现为不由自主的手舞足蹈，并且随着年龄的增大症状也逐渐加重，但在青春期以前无任何症状。

三、常染色体隐性遗传

生物的性状或疾病受隐性基因控制，且该隐性基因位于常染色体上，这种遗传方式叫常染色体隐性遗传。常染色体上的隐性致病基因所控制的遗传病称常染色体隐性遗传病。

(一) 隐性遗传病的系谱特点

只有当亲代双方都携带有某一个相同的隐性基因传给子代，使子代的基因型处于隐性基因纯合 (aa) 状态时，子代才能表现出该基因所控制的性状或疾病。如果双亲中只有一方有某种隐性致病基因 (a)，另一方没有与其相同的隐性致病基因，而有与该基因相对应的正常显性基因 (A) 时，他们的子代基因型处于 Aa 杂合状态，子代就不会出现隐性基因 (a) 控制的某种隐性遗传病。这是由于正常显性基因 (A) 的存在，使隐性基因 (a) 的作用不能表达的结果。这种虽带有致病基因而自身不发病的个体称为致病基因携带者，简称携带者。

当两个具有某一相同隐性致病基因的携带者婚配，其子女中就可能出现隐性致病基因纯合的状态 (aa)，即成为某种隐性遗传病的患者。这种隐性基因纯合状态 (aa) 出现的概率为 1/4，就是说，他们每生一个孩子都有 1/4 的可能性患病。在表现型正常的子女中，每一个个体均有 2/3 的机会是携带者。

常见的常染色体隐性遗传病有白化病、苯丙酮尿症、肝豆状核变性 (HLD)、先天性聋哑等。

白化病是一种较为常见的常染色体隐性遗传病，患者体内因缺乏酪氨酸酶，造成酪氨酸不能转化成黑色素，导致患者的虹膜、皮肤、毛发等缺乏黑色素，眼睛畏光而睁不开，图5-17 为一典型的常染色体隐性遗传病的系谱，常染色体隐性遗传系谱的特点是：

① 患者双亲都无病，但都为杂合子 (Aa)，即均为致病基因携带者。

② 患者的同胞中，患同一种病的人数约占同胞总数的 1/4 (图 5-18)，男女发病机会均

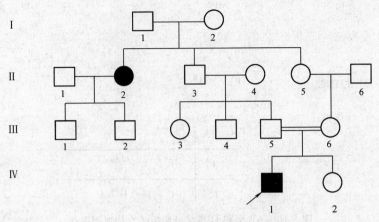

图 5-17　常染色体隐性遗传病典型系谱

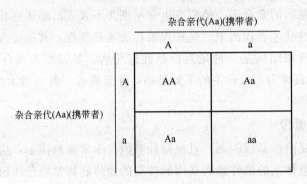

图 5-18　两个白化病基因携带者婚配图解

等。这一点在个别小家系中不一定相符合，如果把较多的患有相同隐性遗传病的家系图综合在一起分析统计，就会得到近似 1/4 的分离比率。

③ 在系谱中看不到连续传递的现象，往往是散发的，有时在一个家系中只能看到先证者一个患者。但在表现型正常的同胞中，每人都有 2/3 是携带者的可能。

④ 近亲婚配时，子女中隐性遗传病的发病率要比非近亲婚配者的子女高。常染色体隐性遗传病最容易在近亲结婚的家庭发生。这是因为近亲者有共同的祖先，从祖先那里获得相同的隐性致病基因，当相同的隐性致病基因相遇而成纯合状态时，子女就会发病。

（二）近亲结婚及其危害

近亲结婚是指血缘关系很近的人之间结婚。在一个群体中，如果两个人（A 和 B）有共同祖先的话，就说这两个人之间有血缘关系。在几代内曾有共同祖先的，就叫近亲，如图 5-19 所示。

血缘关系的远近程度可以用血缘（或称近亲）系数（r）来表示。血缘系数是指两个人（A 和 B）在某一特定的基因位点上具有一个相同基因的概率。我们就以同胞兄妹之间相同

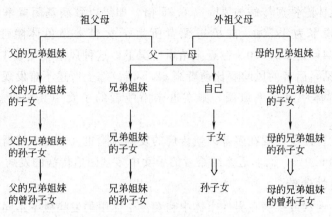

图 5-19　近亲关系示意图

基因的概率为例。设哥哥有一个基因 a，这个基因有 1/2 的可能性是从父亲那里传来的。父亲的这个基因也有 1/2 的可能传给妹妹。兄妹二人是否从父亲那里都获得相同的基因 a 的概率为 1/2×1/2＝1/4。同样道理，兄妹两人从母亲那里都获得基因 a 的概率也是 1/2×1/2＝1/4。这个基因 a 究竟是由父亲传下来的还是由母亲传下来的呢？这是两个相互排斥的事实，因此，兄妹两人从双亲那里都获得基因 a 的概率为 1/4＋1/4＝1/2。如上所说父母与儿女之间或同胞兄弟姐妹之间基因相同的概率为 1/2，彼此之间称为一级亲属，其血缘系数为 0.5。依此推算，祖父母与孙子（女）之间、外祖父母与外孙子（女）之间、叔（伯、姑）与侄儿（侄女）之间、舅（姨）与外甥儿（女）之间的基因相同的概率为 1/4，彼此间称二级亲属，其血缘系数为 0.25；堂兄妹之间或表兄妹之间的基因相同的概率为 1/8，彼此间称三级亲属，他们的血缘系数为 0.125。亲缘关系与血缘系数的关系见表 5-4。

表 5-4　亲缘关系与血缘系数

与先证者的亲缘关系	血缘系数
单卵双生	1
一级亲属（父母、同胞、子女、双卵双生）	1/2
二级亲属（祖父母、外祖父母、叔姑、舅姨、半同胞、侄、外甥、孙子女、外孙子女）	1/4
三级亲属（曾祖父母、外曾祖父母、曾孙子女、外曾孙子女、表兄妹、堂兄妹）	1/8
四级亲属（表叔、表舅）	1/16
五级亲属（表堂兄妹）	1/32

近亲结婚的危害性是相当严重的，首先表现在近亲结婚者所生子女患隐性遗传病的风险要比非近亲结婚者的子女大得多。一般来说，致病基因的频率很低，约为 0.001～0.01，群体中的携带者频率为 0.002～0.02，即为 1/500～1/50。如果以致病基因频率为 0.01 来计算，群体中携带者的频率则为 1/50，在随机婚配的情况下，夫妇两人都为携带者的概率为 1/50×1/50＝1/2500，这对夫妇所生子女患常染色体隐性遗传病的风险为 1/2500×1/4＝1/10000。

如果在表兄妹近亲结婚的情况下，由于表兄妹为三级亲属，两人之间基因相同的概率为 1/8，即两人都为某一致病基因携带者的可能性为 1/8，这样，表兄妹结婚所生子女患常染色体隐性遗传病的风险为 1/50×1/8×1/4＝1/1600。相比之下，近亲结婚者比随机婚配者所生子女患常染色体隐性遗传病的风险高 6.25 倍。如果以致病基因概率为 0.001 计算，则群体中携带者的频率为 1/500，随机婚配者所生子女患常染色体隐性遗传病的风险为 $1/500×1/500×1/4=1/1000000$。在近亲结婚情况下，这种风险就变成 $1/500×1/8×1/4=1/16000$。由此可见，后者的风险要比前者高 62.5 倍。综上所述不难发现，如果某种常染色体隐性遗传病在群体中发病率愈低，则在近亲婚配者的子女中其风险就愈大，即危害性愈大。

近亲结婚的危害性还表现在多基因遗传病的发病风险也大。近亲结婚者的子女中多基因遗传病的发病率为 9.9%，而非近亲结婚者的子女中多基因遗传病的发病率仅为 0.9%。

四、X 连锁显性遗传

在人类，有些性状或疾病在男性个体中和女性个体中的发病概率不同。这是因为这些性状或疾病是受性染色体上的基因所控制，因此，它们的出现必然与性别有密切的关系，这种遗传方式称性连锁遗传。人类的性染色体有 X 染色体和 Y 染色体之分。所以性连锁遗传应包括 X 染色体连锁遗传和 Y 染色体连锁遗传。

男、女性染色体组成不同，正常女性核型为 46，XX，有 2 条 X 染色体；而正常男性的核型为 46，XY，有 1 条 X 染色体和 1 条 Y 染色体，这种性染色体组成上的差异使得 X 染色体的基因在上下代传递的过程具有独特的特点：①男性只有一条 X 染色体，由于 Y 染色体过于短小，位于 X 染色体的基因在 Y 染色体上没有相应的等位基因，对于 X 染色体上的基因来说，男性只有成对等位基因中的一个，故称男性的细胞为半合子。因此，不论致病基因是显性还是隐性，只要男性的 X 染色体上带有致病基因，就会发病。②由于男性的 X 染色体只能从母亲那儿传来，将来也只能传给女儿，不传给儿子。因此，男性的 X 连锁基因也只能从母亲传来，将来也只能传给女儿，不存在从男性到男性的传递，故称为交叉遗传现象 (criss-cross inheritance)。

控制一种性状或疾病的基因位于 X 染色体上，该基因又呈显性，这种遗传方式称为 X 连锁显性遗传 (XD)，由 X 染色体上显性致病基因引起的疾病称为 X 连锁显性遗传病。这类遗传病在女性个体中的发病率高于男性，这是因为在女性的细胞中有两条 X 染色体，其中任何一条 X 染色体上带有某种显性致病基因都会出现相应的遗传病。而男性的细胞中只有一条 X 染色体，相对来说男性的发病机会只有女性的 1/2。但女性患者的病情较男性轻。其原因之一是由于女性患者多数为杂合子，其中正常的等位基因可以起到功能补偿的作用。

抗维生素 D 性佝偻病是 X 连锁显性遗传病的一个实例。其致病基因位于 Xp22。患者由于肾小管对磷的重吸收发生障碍，所以血磷水平下降，尿磷增高，小肠对磷、钙的吸收不良，导致形成佝偻病。这种佝偻病不仅会出现在儿童期，到青春期仍可发展。用常规剂量的维生素 D 治疗这种佝偻病无效，必须联合用大剂量的维生素 D 和磷酸盐才能达到治疗效果。患者可有 "O" 型腿、骨骼发育畸形、多发性骨折、行走困难和生长缓慢等症状。杂合子女性患者的病情可能较轻，有时只有血磷低，而无明显的佝偻病骨骼变化症状。

图 5-20 是一个抗维生素 D 性佝偻病的系谱。从这个系谱可以看到，女性患者多于男性患者，并且每一代都有患者，先证者Ⅲ₄和他妹妹Ⅲ₇的致病基因来自其母亲，男性患者Ⅱ₂的三个女儿（Ⅲ₁、Ⅲ₂、Ⅲ₃）均是患者，而女性患者的女儿、儿子都可能患病，根据分离定律分析，女性患者的女儿和儿子都有 1/2 的可能发病。

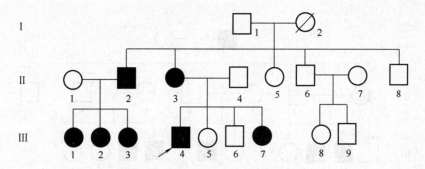

图 5-20　抗维生素 D 性佝偻病系谱

通过以上分析，X 连锁显性遗传病系谱的特点是：

① 人群中女性患者多于男性患者，前者的病情可能较轻。

② 患者的双亲中有一个患有同样的疾病，如果双亲都没有这种疾病，则子代中一般不会发病。

③ 男性患者的后代中，女儿都将患此病，儿子则都是正常。

④ 女性患者的后代中，儿子和女儿各有 50％ 发病的风险（图 5-21）。

⑤ 系谱中可以看到连续几代都有患者出现。

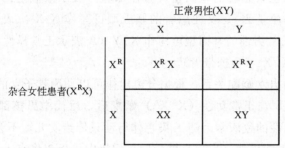

图 5-21　一个 XD 女性患者与一个正常男性的婚配图解

较为常见的 X 连锁显性遗传病还有遗传性慢性肾炎、口面指综合征、色素失禁症。

五、X 连锁隐性遗传

X 连锁隐性遗传病（XR）是指位于 X 染色体上的隐性致病基因所控制的疾病。X 连锁隐性遗传病在男性个体中的发病率高于女性。这是因为女性细胞中有两条 X 染色体，必须在两条 X 染色体上都带有同样的隐性致病基因才会发病。若一条 X 染色体上带有隐性致病基因，另一条 X 染色体上带有正常显性基因，这样的女性不会发病，是致病基因的携带者。但男性的情况就不同了，因为男性的细胞中只有一条 X 染色体，Y 染色体很小，无相应的等位基因，所以尽管致病基因是隐性的，只要在 X 染色体上一旦带有某种隐性致病基因就会发病。按这个理论推算，如果某种 X 连锁隐性遗传病的基因频率为 0.01，则男性的发病率为 1/100，女性的发病率为 $1/100 \times 1/100 = 1/10000$。

人的红绿色盲是典型的 X 连锁隐性遗传病。临床表现为对红绿颜色的辨别力降低，致病基因位于 Xq28。我国汉族人群中，男性红绿色盲的发病率约为 7％，而女性的发病率仅为 $7\% \times 7\% = 0.49\% \approx 0.5\%$。

图 5-22 是一个红绿色盲患者的系谱。

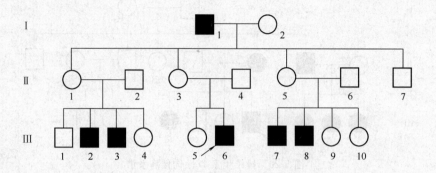

图 5-22　红绿色盲患者的系谱

从系谱图中可知，X 连锁隐性遗传病的系谱特点是：①人群中男性患者远多于女性患者，系谱中往往只有男性患者。②双亲都无病时，子代中儿子可能发病，女儿则不会发病。儿子如果发病，其致病基因是由母亲（携带者）传来的。③患者的同胞兄弟、外祖父、舅父、姨表兄弟、外甥、外孙等可能也患此病。其他亲属则不患本病。

红绿色盲虽然分别由红色盲基因和绿色盲基因所的，但由于它们在 X 染色体上是紧密相邻的两个基因，则男性红绿色盲患者的基因型可写作 X^aY（表示致病基因 a 在 X 染色体上，Y 染色体上没有相应的等位基因）；女性患者的基因型可写作 X^aX^a（表示两条 X 染色体上都有致病基因 a）。同样正常男性的基因型可写作 X^AY（A 表示正常显性基因）；正常女性的基因型可写作 X^AX^A 或 X^AX^a（为携带者）。

下面是几种不同基因型的男女婚配关系，根据分离定律可以预测其子女的发病情况。

男性红绿色盲患者（X^aY）与正常女性（X^AX^A）婚配后，后代中男孩都正常（X^AY）、女孩都是携带者（X^AX^a）。男性的致病基因随 X 染色体行动只传给女儿，不会传给儿子。

女性携带者（X^AX^a）与正常男性（X^AY）婚配后，后代中，男孩将有 1/2 发病的可能，1/2 正常的可能；女孩将有 1/2 携带者的可能，1/2 正常的可能。这里，男孩患病的致病基因是由他的母亲传来的。

女性携带者（X^AX^a）与男性红绿色盲患者（X^aY）婚配后，后代中，男孩将有 1/2 可能患病，1/2 可能正常；女孩将有 1/2 可能患病，1/2 成为携带者的可能。

在 X 连锁隐性遗传中，男性的致病基因只能从母亲传来，将来也只能传给女儿，不存在从男性向男性的传递，这种交叉遗传的特点在这里表现得尤为明显。

常见的 X 连锁隐性遗传病还有假性肥大性肌营养不良症（儿童期发病），血友病（甲型、乙型、丙型），先天性外胚层发育不良（无汗型）等。

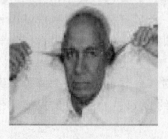

图 5-23　一外耳道多毛症患者

六、Y 连锁遗传

受 Y 染色体上的致病基因所控制的疾病，它将随 Y 染色体的传递而传递，故称 Y 连锁遗传病。因为这类遗传病只能从男性传给男性，所以又称全男性遗传。例如外耳道多毛症，其基因位于 Y 染色体上，患者青春期后外耳道中有黑色长毛，成丛生长，其遗传特点是患者家族中都是男性（图 5-23）。系谱见图 5-24。

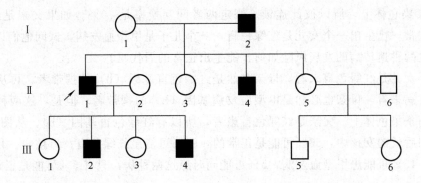

图 5-24　一个外耳道多毛症的系谱

第三节　两种单基因性状或疾病的遗传

人类两种单基因性状或疾病遗传的现象是普遍存在的。当一个家系中同时存在两种单基因病时，分析其遗传规律，首先要确定控制这两种单基因病的基因是位于一对同源染色体上还是位于非同源染色体上，据此可分两种情况。

一、两种单基因性状或疾病的自由组合

在临床上，一个家系中如果出现两种单基因病患者，在大多数情况下，其遗传方式符合自由组合定律。

一个家系中，父亲是短指症患者，母亲正常，婚后生了一个白化病的孩子，如果他们生第二胎，孩子情况如何？

已知短指是常染色体显性遗传病，白化病是常染色体隐性遗传病，这两种单基因病的致病基因是位于非同源染色体上，假设短指是受 A 基因控制，a 为正常基因；b 是白化病基因，B 为正常基因。根据已知条件推测，孩子的基因型是 aabb，孩子的基因来源于父母，所以父亲的基因型是 AaBb，母亲的基因型是 aaBb（见图 5-25）。

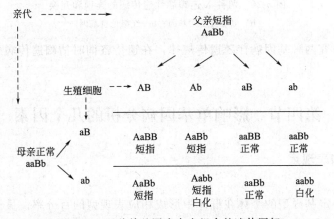

图 5-25　两种单基因病自由组合的遗传图解

二、两种单基因性状或疾病连锁与互换

有时在一个家族中存在两种单基因遗传病，如果这两种致病基因位于同一染色体上，它们将表现为连锁遗传，其遗传方式受连锁和互换律制约。例如，红绿色盲与甲型血友病的基

因都是在 X 染色体上，所以彼此连锁。假定两者间互换率是 10％。如果父亲是红绿色盲，母亲外表正常，已生出一个女儿是红绿色盲，一个儿子是甲型血友病，试问他们以后所生的孩子中，这两种遗传病的发病风险如何？能生出正常的后代吗？

从一个女儿是红绿色盲来看，母亲必然是红绿色盲基因（b）的携带者，再从一个儿子是甲型血友病来看，母亲也必然是甲型血友病基因（h）的携带者。但是，这两种致病基因分别位于两条染色体上。父亲是红绿色盲患者，所以有红绿色盲基因（b）。从图 5-26 可以看出，他们后代的女孩中，50％可能是正常的，50％可能患红绿色盲；男孩中，45％可能患红绿色盲，45％可能患甲型血友病，5％可能同时患这两种病，只有 5％可能是正常的。

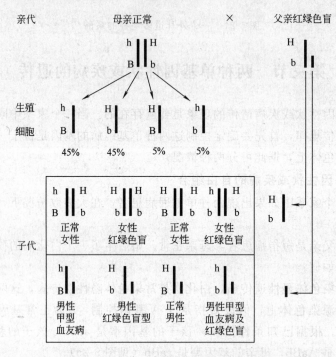

图 5-26 两种 X 连锁隐性遗传病的连锁和互换
h—甲型血友病基因；b—红绿色盲基因

综上所述，研究两种基因病伴随遗传规律，在遗传咨询时估测遗传病患者后代发病风险是重要的。

第四节 影响单基因病分析的几个因素

一、外显率和表现度

1. 外显率

外显率是指一定基因型的个体在群体中形成相应表现型的百分率。显性基因在杂合状态下是否表达，常用外显率来衡量。以多指症为例，假如在调查某一群体后，推测有 50 人是多指基因的杂合子（Aa），但实际上多指症患者为 40 人，另外 10 人表型正常，这时可认为该群体中致病基因（A）的外显率为 $40/50×100％＝80％$。如果外显率为 100％，称为完全外显；如果外显率低于 100％，称为不完全外显或称为外显不全。在外显不全的情况下，就会看到不规则显性遗传现象，患者同胞的发病风险就不再是 1/2，而应是 1/2×外显率。

2. 表现度

表现度是指具有相同基因型的个体，由于各自所处的遗传背景和环境因素影响的不同，性状表现程度或所患遗传病轻重程度的差异。仍以多指症为例，杂合子患者可表现为指数多少不一，手多指与脚多趾不一，多出指的长短不一等，尽管基因型相同，但由于受各自遗传背景和环境因素的影响不同，故临床症状有轻有重。表现度的差异并不影响致病基因的后代传递，依旧按孟德尔方式遗传。表现度轻的患者，所生子女并非表现度轻。

外显率与表现度是两个不同的概念，根本区别在于外显率阐明基因表达与否是个"质"的问题，表现度说明的是在基因表达的前提下，表现程度如何，是个"量"的问题。不规则显性遗传现象表明，一种性状或遗传病的形成，不仅受一对等位基因的影响，个体所处的遗传背景以及环境因素对它都有影响。

二、拟表型

在个体发育过程中，由于环境因素的作用使个体产生的症状与某一致病基因所产生的表型相同或相似，这种由环境因素引起的表型称为表型模拟或拟表型。例如抗维生素 D 性佝偻病，呈 XD，该遗传病患者不能利用维生素 D 而发生佝偻病，这是遗传因素决定的。可是如果食物中长期缺乏维生素 D 也会引起佝偻病，症状相似，这就是拟表型现象。再如常染色体隐性遗传引起的先天性聋哑与使用药物（链霉素）引起的聋哑都有一个相同的表型即聋哑，这种由药物引起的聋哑则为拟表型。

显然，拟表型是由于环境因素的影响，并非生殖细胞中基因本身改变所致，因此这种由环境因素影响而引起的疾病不遗传给后代。

三、遗传的异质性

遗传异质性（heterogeneity）是指表现型一致的个体或同种疾病临床表现相同，但具有不同的基因型，称为遗传异质性。由于遗传基础不同，它们的遗传方式、发病年龄、病程进展、病情严重程度、预后以及复发风险等都可能不同。研究表明，遗传病病种增多的原因不仅是由于发现了新的疾病，而且也从已知的综合征中分出了亚型，即遗传异质性的存在。例如视网膜色素变性（retinitis pigmentosa，RP）是最常见的致盲的单基因遗传眼病之一，主要表现为视网膜萎缩、夜盲和视野缩小，多为双眼发病，中年或老年完全失明。

RP 的遗传方式具有遗传异质性，即可以有 AD、AR、XR 连锁遗传。遗传方式不同的RP，一般其遗传基础也不同，因而伴随的综合征以及始发年龄、主要病情变化特征（XR 常伴高度近视、AR 和 AD 多为低度近视）、病程进展（AD 快、AR 慢）、预后情况（AD 较轻、AR 致盲）也有差异，甚至还可区分为其他不同亚型。

四、从性遗传与限性遗传

1. 从性遗传

常染色体上的基因所控制的性状，在表现型上受到性别影响而出现男女性分布比例或表现程度上的差别，这种遗传方式称为从性遗传。例如遗传性早秃为常染色体显性遗传病，但人群中男性秃顶明显多于女性，这可能是由于激素的影响，杂合子男性表现早秃，而杂合子女性不表现早秃，但可以将致病基因传递给后代。原发性血色病也是典型的从性遗传实例，该病是一种遗传性铁代谢障碍，其特征为含铁血黄素在组织中大量沉积，造成皮肤色素沉着、肝硬化、糖尿病三联综合征。本病致病基因在常染色体上，且性质为隐性，但男性患者多于女性患者 10～20 倍。由于铁质蓄积达到 15～35g 方产生症状，女性可通过月经、妊娠、哺乳等途径降低了铁的蓄积，故难以表现出铁质沉着症状。

从性遗传和性连锁遗传的表现形式都与性别有着密切的关系，但它们是两种截然不同的遗传现象。性连锁遗传的基因位于性染色体上。

2. 限性遗传

控制某种性状或遗传病的基因，由于基因表达受到性别限制（比如解剖结构上的性别差异、受性激素分泌影响的差异限制等），只在一种性别中表现，而在另一种性别中则完全不能表现，这种遗传方式称为限性遗传。

例如子宫阴道积水由常染色体上隐性致病基因决定，由于男女两性解剖结构的差异，导致该病只在女性中表现，而男性则无法表现相应症状，因此，隐性纯合子（aa）女性患病，而男性正常。然而，无论男性还是女性，致病基因都按孟德尔方式遗传。

五、线粒体遗传病

线粒体（mitochondria）是真核细胞的能量代谢中心，为细胞的运动、收缩、生物合成、主动运输、信号转导等耗能过程提供能量。它把食物所含的化学能通过氧化磷酸化转变为有高能磷酸键的 ATP。由于线粒体有自己的遗传物质，通常被称为核外遗传因子或人类第 25 号染色体。线粒体也有自己的蛋白质翻译系统和遗传密码。1981 年 Andetson 等人首次测定了人线粒体 DNA（mtDNA）全长核甘酸序列（称剑桥序列）；1987 年 Wallace 明确提出 mtDNA 突变可引起人类疾病，揭开了 mtDNA 与人类疾病研究的序幕，近十几年来这一领域的研究发展更快，现已发现人类 100 多种疾病都与 mtDNA 突变所致的功能缺陷有关。

（一）人类线粒体 DNA（mtDNA）

线粒体内有一个很小的 DNA 分子。人线粒体 DNA 是一个总长仅 16569bp 的双链闭合环形分子，外环为重链，内环为轻链，含 37 个基因，分别编码 13 个 mRNA、2 个 rRNA 和 22 个 tRNA。mtDNA 结构紧凑，没有内含子，唯一的非编码区是约 1000bp 的 D-环区，该区包括 mtDNA 重链复制的起始点、重链和轻链转录的启动子以及 4 个保守序列。mtDNA 具有两个复制起始点，分别起始复制重链和轻链。

mtDNA 分子上无核酸结合蛋白，缺少组蛋白的保护，而且线粒体中无 DNA 损伤修复系统，这就使 mtDNA 易发生突变。所有线粒体均含多拷贝的 mtDNA，一个细胞内通常有数百个线粒体，每个线粒体内含 2～10 个 mtDNA，因此每个细胞有数千个 mtDNA，而每个分子都可以发生突变，故 mtDNA 的突变率是相当高的。

（二）线粒体遗传的特点

1. 具有半自主性

线粒体具有自己的遗传物质，是一种半自主复制体，mtDNA 能够独立自主地复制、转录和翻译。其部分遗传密码与核 DNA 密码有不同的编码含义，但维持线粒体结构和功能的主要大分子复合物是由核 DNA 编码的、在细胞质核糖体中合成的蛋白质，包括核糖体蛋白质、大多数氧化磷酸化酶、DNA 聚合酶、RNA 聚合酶和蛋白质合成因子等，合成后转运到线粒体中。

2. 遗传密码不同于通用密码

mtDNA 与核 DNA 的遗传密码不完全相同,在线粒体遗传密码中,有 4 个密码子与核基因的通用密码不同,最显著的是 UGA,在核基因是终止信号,而在 mtDNA 却是编码色氨酸的密码。mtRNA 的兼并性也较强,仅用 22 个 mtRNA 来识别 48 个密码子。哺乳动物 mtDNA 遗传密码的改变见表 5-5。

表 5-5 哺乳动物 mtDNA 遗传密码变化一览表

密码子	核编码的氨基酸	线粒体编码的氨基酸
UGA	终止	色氨酸
AGA、AGG	精氨酸	终止
ALA	异亮氨酸	起始+甲硫氨酸
AUU	异亮氨酸	起始+甲硫氨酸

线粒体合成蛋白质时与原核细胞相似:mtDNA 转录和翻译两个过程在同一时间、同一地点进行,线粒体蛋白质合成的起始与原核细胞一样,线粒体的蛋白质合成系统对药物的敏感性与细菌一致。

3. 母系遗传

母亲通过细胞质将 mtDNA 传递给后代,但只有女儿能把 mtDNA 传递给下一代,这种遗传方式称为母系遗传(maternal inheritance)。在精卵结合的受精过程中,合子中的线粒体全部都来自卵细胞,所以,线粒体遗传系统表现由线粒体基因突变所致的疾病也遵循母系遗传的规律。因此生殖细胞中 mtDNA 的突变能引起母系家族性的疾病,如果家族中发现一些成员具有相同的临床症状,而且是从受累的女性传递下来的,就应考虑可能是由于 mtDNA 突变造成的。

4. 同质性与异质性

正常组织细胞中所有的 mtDNA 分子都是一致的,称为同质性。当 mtDNA 发生突变时,就会导致一个细胞内同时存在野生型和突变型两种 mtDNA,称为异质性。当异质型细胞发生分裂时,突变型 mtDNA 在子细胞中会生漂变,分裂旺盛的细胞往往有排斥突变型 mtDNA 的趋势,经无数次分裂后,细胞逐渐成为只有野生型 mtDNA 的同质型细胞。而分裂不旺盛的细胞则会逐渐积累突变型 mtDNA,漂变的结果使其表型也发生改变。

5. mtDNA 的突变率极高

由于 mtDNA 中基因排列极为紧凑,因此 mtDNA 有着比核 DNA 高 10~20 倍的突变率。高突变率造成个体及群体中 mtDNA 序列有极大的差异,任何两个人的 mtDNA,平均每 1000bp 中有 4 个是不同的。人群中存在多种中性到中度有害的 mtDNA 突变,且高度有害的 mtDNA 突变不断增多。但有害的突变会通过选择而消除。故线粒体遗传病并不常见,只是突变的 mtDNA 基因很普遍。

(三)线粒体遗传病

目前已发现人类 100 多种疾病与 mtDNA 突变有关,大多数为神经肌肉系统疾病。线粒体病的临床表现呈多样化,与多系统的紊乱有关。线粒体突变所表现出的一些临床特征包括:肌病、心肌病、痴呆、突发性肌阵挛、耳聋、失明、贫血、糖尿病和大脑供血异常等。在遗传病的鉴别诊断时,当患者同时出现多个器官、多个组织症状而又无法分析解释其病因时，应考虑是线粒体遗传病。测定血浆中乳酸与丙酮酸的比值有助于诊断，DNA 分析可发现各种类型的突变。下面介绍几种比较典型、常见的线粒体疾病。

1. 线粒体肌病

本病以骨骼肌受侵为主，也可合并周围神经损害，极度不能耐受疲劳，约半数伴肌痛，肌萎缩占少数。

临床表现多样，可类似多发性肌炎、重症肌无力、进行性肌营养不良、周期性瘫痪、心肌病等。

2. 线粒体脑肌病

线粒体脑肌病是一组由于线粒体功能缺陷造成的以神经肌肉系统病变为主的多系统疾病，其临床表现常见的有以下几种。

(1) PEO（进行性眼外肌瘫痪）和 KSS 综合征（Kearns-Sayre syndrome） PEO 以慢性进行性眼外肌瘫痪为主。KSS 综合征即慢性进行性眼外肌麻痹，包括完全型 KSS 和不全型 KSS，前者主要表现为眼外肌瘫痪、视网膜色素变性、心脏传导阻滞三联征；后者则主要表现为眼外肌瘫痪。

本类患者可伴有身材矮小，智能低下，神经性难听，小脑共济失调，CSF 蛋白升高，EEG 异常，多无家族史。发病年龄多在 20 岁以前，大多数病人在确诊后几年内死亡。

(2) MELAS 综合征（mitochondrial encephalomyopathy with lactic acidosis and stroke-like episodes） 又称线粒体脑肌病伴乳酸血症和卒中样发作。主要临床症状为发作性头痛、呕吐、偏瘫、偏盲、偏身感觉障碍、身材矮小、智能减退、神经性难听等，可有痉挛发作，CSF 多数正常。CT 显示多发脑梗死，基底节钙化，脑萎缩，脑室扩大。可有家族史，血乳酸增高。

(3) MERRF 综合征（myoclonus epilepsy and ragged-red fibers，MERRF） 又称肌阵挛性癫痫和破碎红纤维病。多见于儿童，有家族史，主要临床表现为肌阵挛性癫痫和短暂发作，伴有进行性神经系统障碍，肌纤维紊乱、粗糙破碎并红色样变，智能减退，小脑共济失调，可有神经性难听，血乳酸可增高，CSF 多正常。

3. Leber 遗传性视神经病（Leber hereditary optic neuropathy，LHON）

本病是一种罕见的眼部线粒体疾病，为典型的人类母系遗传病。本病多以视神经受侵为主，较少伴有其他症状和体征。发病年龄为 18～30 岁，85% 的患者为男性，多数双侧视力同时减退，少数一眼先发病，数周或数月后另眼也发生视力丧失，其后病情相对稳定。中央视力丧失，周边视力保存，全盲者少见，瞳孔对光反射保存，伴色觉障碍。

4. 亚急性坏死性脑脊髓病（Leigh disease）

本病为先天性代谢异常性疾病，多为散发病例，也有表现为常染色体隐性遗传或母系遗传，男性多于女性。多数发生于 1 岁以下的婴儿，青少年及成年患者也偶有报道。临床表现复杂多样，生前诊断常很困难，多在出生后 3～4 个月发病，首先表现为喂养困难、智能发育停滞、吞咽困难、全身无力、肌张力低下、消瘦、锥体束征、视力减退、听力减退、眼外肌瘫痪、眼球震颤和共济失调等，少数可有精神运动性癫痫。呼吸功能障碍是另一特征性症状，表现为阵发性中枢性过度呼吸。部分病例有周围神经受损。症状多持续进展，绝大多数患儿死于 2 岁之前。本病的预后与发病年龄的早晚和症状的多寡有关，发病年龄越早，临床症状越多，预后越差。

练　习　题

一、填空题

1. 分离定律中，F$_2$ 的表现型有_____种，基因型有_____种；而在自由组合定律中，F$_2$ 的基因型有_____种。

2. 在连锁和互换试验中，雄果蝇为_____连锁，雌果蝇为_____连锁。

3. 分离定律的细胞学基础是_____，自由组合定律的细胞学基础是_____。

4. 单基因病主要包括_____、_____、_____、_____、_____。

5. 杂合子的表现型介于纯合显性和纯合隐性之间的显性遗传方式叫_____。

6. 一个白化病（AR）患者与一个基因型正常的人婚配，后代是患者的概率为_____，后代是携带者的概率为_____。

7. 一个红绿色盲（XR）女性患者与一个正常男性婚配，其后代中女儿为红绿色盲的可能概率是_____。

8. 在常染色体隐性遗传病中，近亲婚配后代发病率比非近亲婚配发病率_____。

9. 人类有一种 γ-球蛋白血症，控制这种遗传病的隐性基因位于 X 染色体上，若致病基因用 d 表示，则在女性中只有基因型是_____时会发病，女性携带者的基因型为_____；在男性中，只要_____上带有 d 基因，个体就会发病。

10. 带有显性致病基因的杂合子，发育至一定年龄才表现出相应的疾病，这种疾病的遗传方式称为_____。

11. A 型血的人与 B 型血的人婚配，其后代可能的血型有_____、_____、_____、_____。

12. 近亲婚配时，可使隐性遗传病的发病率大大_____。

13. XD 遗传病中，男性患者的后代，女儿_____，儿子_____。

14. XR 遗传病中，男性患者的致病基因只能来自_____，也只能传给_____，这种现象叫_____。

15. 从性遗传与性连锁遗传的不同是_____。

二、单项选择题

1. 父母都是 A 型血，生育了一个 O 型血的孩子，这对夫妇再生育孩子的血型可能是_____。

A. 只能是 A 型血型　　B. 只能是 O 型血型　　　C. A 型或 O 型血型　　D. AB 型血型

2. 下列选项中，_____不符合常染色体显性遗传的特征。

A. 男女发病机会均等　　　　　　　　B. 系谱中呈连续传递现象

C. 患者都是纯合体，杂合体只是携带者　　D. 双亲无病时，子女一般不会发病

3. 一个男孩是甲型血友病（XR）患者，其父母和祖父母均正常，其亲属中不可能患此病的是_____。

A. 外祖父或舅父　　B. 姨表兄弟　　　　　C. 姑姑　　　　　　D. 同胞兄弟

4. 一表型正常的男性，其父亲是白化病患者，该男性与一正常纯合体女性结婚，其子女中_____。

A. 有 1/4 可能为白化病患者   B. 有 1/4 可能为白化病携带者

C. 有 1/2 可能为白化病患者   D. 有 1/2 可能为白化病携带者

5. 视网膜母细胞瘤属常染色体显性遗传病，如果外显率为 90%，一个杂合体患者与正常人婚配，生下患者的概率为_____。

     A. 50%   B. 45%   C. 75%   D. 100%

6. 基因型为 AaBb 的个体自交，子代中与亲代相同的基因型占总数的_____。

     A. 1/16   B. 3/16   C. 4/16   D. 9/16

7. 一红绿色盲的男子与一正常纯合体的女性结婚，他们所生的后代中_____。

A. 女儿全部是红绿色盲患者   B. 儿子全部是红绿色盲患者

C. 儿子全部是红绿色盲携带者   D. 女儿全部是红绿色盲携带者

8. 已知父亲患并指症（AD 遗传），母亲手指正常，婚后生育了一个先天性聋哑的女儿，他们再次生育时，生育一个完全正常的儿子的概率为_____。

     A. 1/2   B. 1/8   C. 3/8   D. 1/4

9. 下列疾病属于延迟显性遗传的是_____。

A. 遗传性舞蹈病   B. 多指症

C. 软骨发育不全   D. 齿质形成不全

10. 遗传病的最基本特征是_____。

A. 患儿发病的家族性   B. 先天性

C. 遗传物质发生了改变   D. 染色体畸变

三、问答题

1. 遗传学三大规律的实质是什么？并分别说明其细胞学基础。

2. 科学家在做遗传实验时，为什么选择了豌豆和果蝇为实验材料，他们成功的原因是什么？

3. 已知白化病是受隐性基因控制。肤色正常的夫妇生了一个白化病的孩子，这对夫妇的基因型是什么？这对夫妇能生一个健康的孩子吗？可能性有多大？

4. 人类的褐眼（C）对蓝眼（c）为显性，惯用右手（D）对惯用左手（d）为显性，且这两对基因分别位于不同对的染色体上。在一个家庭中，父亲褐眼惯用左手，母亲褐眼惯用右手，请推测子女中可能出现的性状。

5. 幼儿黑矇性痴呆是一种严重的精神病，属 AR 方式。

(1) 如果两个正常的双亲生了一个患此病的女儿和一个正常的儿子，那么这个儿子携带致病基因的概率是多少？

(2) 这个儿子与一个正常女子结婚，他们生的第一个孩子患有此病，那么，第二个孩子患有此病的概率是多少？

6. 人惯用右手相对于惯用左手为显性。父亲惯用左手，母亲惯用右手，生了一个惯用左手小孩，问再生一惯用左手男孩的概率是多少？

7. 仓库里有一批黄色的黄豆（已知黄色相对于绿色为显性）。请验证该批黄豆是否为纯种。

8. 人类眼睛褐色（B）对蓝色（b），有耳垂（A）对无耳垂（a）是显性，不同对基因独立遗传。试分析褐眼有耳垂男性与蓝眼有耳垂女性婚配后，生一个蓝眼无耳垂子女的最大概率是多少？

9. 某 X 连锁隐性遗传病男性患者，其父母、祖父母、外祖父母中，只有其祖父是患者。试分析该男性患者的致病基因从何而来？传递途径如何？

10. ABO 血型基因位于第 9 号染色体长臂上，MN 血型基因位于第 4 号染色体长臂上（呈共显性遗传）。一个家庭中父亲血型为 AB 型 M 型，母亲血型为 O 型 MN 型，他们所生子女可能是什么血型？

11. 并指症属于常染色体显性遗传，先天性聋哑为常染色体隐性遗传，已知父亲为并指症患者，母亲聋哑，婚后育有一个先天聋哑患儿，试问他们再生小孩的发病率如何？

12. 请分析下列系谱的遗传方式，写出先证者及其父母的基因型。

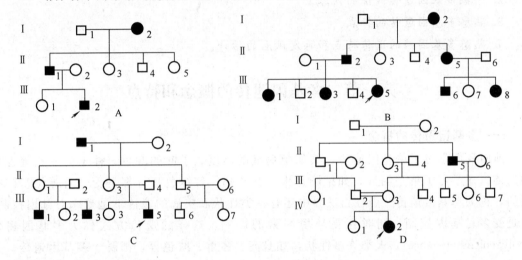

阅读材料

唐氏综合征患者的护理

做好唐氏综合征患者的护理很重要。要多表扬患儿，并充分调动患儿发声的积极性，帮助患儿树立说话的信心；当患儿发声时，要立即回应，多启发他表达想说的话，千万不要批评和指责患儿。日常生活中，增加说话和活动的量。父母不要因为与患儿说话得不到回应就丧失信心，应利用各种机会跟患儿说话；做游戏时与患儿一起进行呼吸和进行发声训练，寓教于乐，引起患儿对训练的兴趣。

父母怎样才能照顾好唐氏综合征的幼儿呢？唐氏综合征的护理中，提倡母乳喂养，尤其是早产儿及小于胎龄儿。母乳不足时，应采用合理的混合喂养或人工喂养。幼儿补充各种辅食，包括各种维生素及矿物质，蛋白质。食物应易消化，高营养。例：牛乳、豆浆、蛋花汤、藕粉、果汁、牛肉汤等。对口腔闭合能力差的患者，应选择营养易吸收的流质、半流质食物。让患者有一个舒适的环境，这对于疾病的治疗也有很大的帮助。

第六章　多基因遗传与多基因病

【学习指南】

1. 掌握多基因病、易患性、阈值、数量性状、质量性状、遗传度的概念。
2. 掌握多基因遗传假说的内容。
3. 熟悉多基因遗传的特点。
4. 熟悉多基因病的遗传特点和再发风险的估计。

第一节　多基因遗传的概念和特点

一、多基因遗传的概念

前面我们学习了单基因遗传，例如豌豆茎的高度、子叶的颜色、种子的形状等性状的遗传。还学习了单基因病，如结肠息肉、白化病、红绿色盲等都是受一对等位基因控制的，称为单基因遗传。但在自然界中还有一类性状和疾病的遗传不是受一对基因控制，而是受多对基因控制，同时还受环境因素的影响，这样的遗传方式称为多基因遗传（polygenicinhereitance）。人类许多性状，如身高、体重、肤色等，都属于多基因遗传。人类的一些疾病，如先天畸形、精神分裂症、哮喘、消化性溃疡、先天性心脏病等也都遵循多基因遗传规律。

单基因遗传的性状，表现为有或无，相对性状之间差异明显，无过渡类型，变异是不连续的，这样的性状称为质量性状（qualitative character）。在群体中观察，可以把变异的个体明显区分为2～3个群，群与群之间的个体性状差别显著，有本质的不同。性状分布曲线有2～3个峰（图6-1）。因为质量性状的遗传基础是一对等位基因，因此质量性状又称为单基因遗传性状。

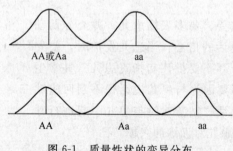

图 6-1　质量性状的变异分布

生物群体中还有另一类性状与质量性状不同，它们的变异在一个群体中呈现连续分布，不同个体间的差异只是量的改变，差异很小，性状分布曲线只有一个峰即成正态分布，这类性状称为数量性状（quantitative character）。例如，人的身高、智力、体力、体重、肤色、寿命、血压等都是数量性状。如在一个群体中随机取样测量人的身高，就可以看到由矮到高是逐渐过渡的连续变异，群体中极高的和极矮的个体极少，大部分个体接近平均身高（图6-2）。在图中160～170cm左右的人数最多，而最矮的人（135cm）和最高的人（200cm）数量极少。因为数量性状是受多对基因控制的，并与环境因素有关，所以变异是连续的。质量性状与数量性状的区别见表6-1。

表 6-1　质量性状与数量性状的区别

性 状 类 型	遗 传 基 础	环 境 因 素 影 响	变 异 分 布	举　　例
质量性状	一对基因	受环境因素影响小	不连续变异	豌豆茎高度
数量性状	多对基因	受环境因素影响大	连续变异	人的身高

二、多基因遗传假说

1909 年瑞典的遗传学家尼尔逊·爱尔以小麦种子为实验材料，对种皮的颜色这一性状进行了大量研究，提出了多基因假说来解释数量性状的遗传机制，到现在为止，这一假说广泛被大家认可，其主要论点有：①数量性状的遗传基础也是基因，但不是由一对基因决定的，而是由多对基因决定的。

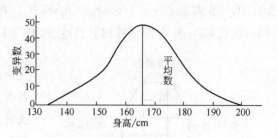

图 6-2　人的身高变异分布图

②每对基因间没有显性和隐性的区别，呈共显性。③每对基因的作用都很微小，为微效基因（minor gene）。微效基因的作用是可以累加的，累加后可形成一个明显的表型效应，这种效应称为累加效应（additive effect）。这些基因也称为累加基因（additive gene）。④每一对微效基因也是遵循孟德尔定律遗传的，在形成配子时，随着同源染色体的行为进行分离和自由组合。⑤数量性状除了受微效基因的作用外，还受环境因素的影响，遗传因素和环境因素共同决定一种性状的形成。

三、多基因遗传的特点

数量性状是受微效多基因控制的，还与环境因素有关。它的遗传特点和质量性状遗传的特点不同。现以人的肤色遗传为例，来说明多基因遗传的方式和特点。人类肤色遗传估计是

亲代　　　　纯黑肤色　×　纯白肤色
　　　　　　AABB　　　　$A_1A_1B_1B_1$
　　　　　　　AB　　　　　A_1B_1
子一代　　　　　AA_1BB_1
子二代　　　　　中黑肤色

配子	AB	AB_1	A_1B	A_1B_1
AB	AABB 纯黑肤色	$AABB_1$ 稍黑肤色	AA_1BB 稍黑肤色	AA_1BB_1 中黑肤色
AB_1	$AABB_1$ 稍黑肤色	AAB_1B_1 中黑肤色	AA_1BB_1 中黑肤色	$AA_1B_1B_1$ 稍白肤色
A_1B	AA_1BB 稍黑肤色	AA_1BB_1 中黑肤色	A_1A_1BB 中黑肤色	$A_1A_1BB_1$ 稍白肤色
A_1B_1	AA_1BB_1 中黑肤色	$AA_1B_1B_1$ 稍白肤色	$A_1A_1BB_1$ 稍白肤色	$A_1A_1B_1B_1$ 纯白肤色

图 6-3　人类肤色遗传图解

由 3～5 对基因决定的。为了表示方便，假设人的肤色由两对等位基因（AA₁、BB₁）决定，A 和 B 决定黑肤色，A₁ 和 B₁ 决定白肤色，基因 A 和 A₁、基因 B 和 B₁ 没有显隐性的区别，是共显性的。若纯黑肤色（AABB）和纯白肤色（A₁A₁B₁B₁）婚配，其子女的基因型为 AA₁BB₁，肤色为中间型（中黑肤色）；若双亲均为杂合型中黑肤色（AA₁BB₁）婚配，根据分离定律和自由组合定律，他们的子女可能会出现五种类型：AABB（纯黑肤色）、AABB₁、AA₁BB（稍黑肤色）、AA₁BB₁、AAB₁B₁、A₁A₁BB（中黑肤色）、AA₁B₁B₁、AA₁B₁B₁（稍白肤色）A₁A₁B₁B₁（纯白肤色），比例为 1：4：6：4：1（图 6-3）。

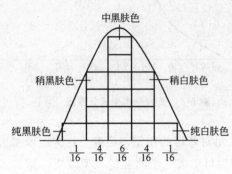

图 6-4　子二代肤色变异分布图

以上例子表明，两对等位基因决定肤色，后代出现 5 种不同肤色类型，纯黑肤色和纯白肤色各占 1/16，稍黑肤色和稍白肤色各占 4/16，中黑肤色占 6/16（图 6-4）。决定某一性状的基因对数愈多，极端类型愈少，中间类型愈多，如果再考虑环境因素的影响，子代的变异范围将更为广泛。

由上面肤色遗传的例子，可总结出多基因遗传的特点：①当两个极端类型（纯种）杂交时，子代表现为中间类型，但因受环境因素的作用，子代的表现型会出现一定的变异。②当两个中间类型（子一代）杂交时，子二代大多数（95％）表现为中间类型，也产生少量极端类型。③在一个随机杂交的群体中随机婚配，产生的后代大多在中间范围，极少数在极端范围，但因受环境因素的作用，子代表现的变异范围将更加广泛且呈连续性分布。

第二节　多 基 因 病

有一些常见病和先天畸形的发病率超过 0.1％，并且发病有一定的遗传基础，常常表现为家族倾向，但系谱分析又不符合单基因遗传病中常染色体显性遗传、常染色体隐性遗传或性连锁遗传方式，患者同胞中发病率小于 1/2 或 1/4，大约只占 1％～10％；研究表明这类疾病是由多对基因控制的，并且受环境因素的影响。这种受多对基因和环境因素双重影响而引起的疾病称为多基因病（polygenic disease）。例如，某些常见病（高血压、糖尿病、智能障碍、精神分裂症等）和某些先天畸形（唇裂、腭裂、无脑儿、脊柱裂等）。

多基因病由于受多基因控制，遗传方式复杂，另外还受环境因素的影响，又称为多因子病（multifacyorial disease）或复杂疾病（complex disease）。目前已知的多基因病有 100 余种，但每种病的发病率却很高。例如，原发性高血压的发病率为 6％，哮喘的发病率为 4％。人群中约有 15％～20％的人受累于某种多基因病。

一、易患性和发病阈值

在多基因遗传病中，由遗传因素和环境因素的共同作用，决定一个个体是否易于患病称为易患性（liability）。在群体中易患性的变异和其他多基因遗传性状一样是呈正态分布的。在群体中，大部分个体的易患性接近平均值，易患性高的个体和易患性低的个体相对较少。

当一个个体的易患性达到一定水平时（即达到一定限度时），个体才会发病，使个体患病的易患性的最低界限值称为发病阈值（threshold）。发病阈值将连续变异的群体划分为正常个体和患病个体，个体的易患性低于发病阈值表现为正常，个体的易患性高于发病阈值表现为患病（图 6-5）。在一定的环境条件下，阈值代表发病所必需的、最低限度的易患性基因的数量。

到目前为止，个体易患性的大小还无法测量，只能依据家庭成员的发病情况做出粗略的估计。如果一个家庭中，发病人数越多、病情越重，表明这个家庭成员携带的易患性基因的数量多，或者说这个家庭的易患性高。但一个群体的易患性可由该群体的发病率（即超过阈值部分）做出估计。其估量的尺度以正态分布的标准差为单位，就是在正态分布中，以平均值为 0，在 ±1 个标准差范围内的面积占曲线内总面积的 68％，以外的面积占 32％，两边各占 16％。以此类推，在 ±2 个标准差范围以内面积占总面积的 95.4％，以外的面积占 4.6％，两边各占 2.3％；在 ±3 个标准差时，标准差以内面积占总面积的 99.74％，以外面积占 0.26％，两边各占 0.13％。多基因病的易患性阈值与平均值距离越近，其群体易患性的平均值越高；阈值越低，则群体发病率也越高。反之，两者距离越远，其群体易患性平均值越低；阈值越高，则群体发病率越低。因此，可从群体发病率的高低计算出阈值与平均值之间的距离。图 6-6 表示易患性阈值和平均值与发病率的关系。

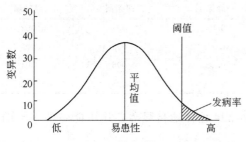

图 6-5　群体中易患性变异与阈值图解

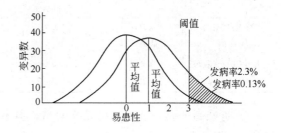

图 6-6　易患性阈值和平均值与发病率的关系图解

二、遗传度

多基因遗传病受遗传因素和环境因素的双重影响，为了衡量多基因遗传病中遗传因素与环境因素两者的相对作用大小提出了遗传度。遗传度（heritability）是指在多基因遗传病中，遗传因素所起作用的大小。遗传度一般用百分率（％）来表示。遗传度也称遗传率。

$$遗传度（\%）＝遗传因素/（遗传因素＋环境因素）×100\%$$

表 6-2 是人类一些多基因病遗传度统计表。一种遗传病如果完全由遗传因素决定，其遗传度就是 100％，当然这种情况在多基因遗传病中不存在；当遗传度为 70％～80％时，表明遗传度较高，说明遗传因素在决定易患性变异或发病上起重要作用，而环境因素作用较小；相反，当遗传度为 30％～40％时，表明遗传度较低，说明环境因素在决定易患性变异或发病上起重要作用，而遗传因素的作用不明显。

表 6-2　一些常见多基因病的一般群体发病率和遗传度

疾病的名称	一般群体发病率/%	遗传度/%	疾病的名称	一般群体发病率/%	遗传度%
唇裂＋腭裂	0.17	76	精神分裂症	1	80
先天性幽门狭窄	0.3	75	哮喘	4	80
先天性髋关节脱位	0.07	70	躁狂抑郁症	0.6	70
脊柱裂	0.1	60	冠心病	3	65
无脑儿	0.3	60	原发性高血压	6	62
先天性心脏病（各型）	0.5	35	癫痫	0.36	56
糖尿病（早发型）	0.2	75	强直性脊柱炎	0.2	70
先天性巨结肠	0.02	80	消化性溃疡	4	35

三、多基因遗传病的特点

多基因遗传病的发生是微效基因累加作用和环境因素影响的结果，有如下特点：

① 家族聚集倾向，但无明显的遗传方式。因为在系谱分析中，它们不符合单基因遗传方式，同胞中发病率远低于 1/2 或 1/4，既不符合常染色体显性和隐性遗传，也不符合 X 连锁遗传，但这些疾病及其在子代的再发风险确实表现出家族聚集倾向。

② 随亲属级别的降低，患者亲属发病风险迅速下降，在发病率低的疾病中，这个特点更为明显。表 6-3 说明某些多基因遗传病患者不同级别亲属发病风险的比较。

表 6-3　某些多基因遗传病患者不同级别亲属发病风险的比较

疾　　病	群体发病率	发　病　风　险			
		一卵双生	一级亲属	二级亲属	三级亲属
唇裂/腭裂	0.001	0.4	0.04	0.007	0.003
足内翻	0.001	0.3	0.025	0.005	0.002
先天性髋关节脱位	0.002	0.4	0.05	0.006	0.004
先天性幽门狭窄	0.005	0.15	0.05	0.025	0.0075

③ 近亲婚配时，子女患病风险增高，但不如常染色体遗传显著，这可能与多因子的积累效应有关。

④ 有的多基因遗传病发病率有种族差异，见表 6-4。

表 6-4　某些多基因遗传病中国人和美国人发病率比较

疾 病 名 称	群体发病率	
	中 国 人	美 国 人
脊柱裂	0.003	0.0025
无脑儿	0.005	0.002
唇裂/腭裂	0.0017	0.001
先天性畸形足	0.008	0.015
先天性髋关节脱位	0.015	0.007

⑤ 有的多基因遗传病发病有性别差异。例如，先天性幽门狭窄的男性发病率为 0.5%，女性发病率为 0.1%，男性发病率是女性的 5 倍。

四、多基因遗传病发病风险的估计

（1）患者一级亲属的发病率估计　在遗传度较高（遗传度为 70%～80% 且群体发病率

为 0.1%～1%）的多基因遗传病中，患者一级亲属的发病率大约近似于一般群体发病率（P）的平方根。例如，唇裂在群体中的发病率为 0.17%，唇裂的遗传度为 76%，唇裂患者的一级亲属（父母、子女、同胞）的发病率为 0.17%的平方根，约等于 4%。

（2）发病风险与亲属级别的关系　在一个家系中，和患者的亲缘关系越远，发病风险越小。

（3）发病风险与家庭中患者人数的关系　一个家庭中患病人数越多时，意味着再发风险越高。例如一对夫妇已有一个唇裂患儿，再次生育的再发风险为 4%，若又生出两个这样的患者，再发风险将增加 2～3 倍，即接近 10%。这表明夫妇二人都带有较多的易患基因，虽然他们本人未发病，但其易患性极为接近阈值，这就是基因累加效应所致。

（4）发病风险与病情严重程度的关系　病情严重的患者，再发风险高。这是因为，患者的病情愈严重，说明父母带有的易患性基因愈多，传给后代的可能性愈大。例如，只有一侧唇裂的患者，其同胞的再发风险为 2.46%，若一侧唇裂合并腭裂的患者，其同胞的再发风险为 4.21%，而两侧唇裂合并腭裂的患者，其同胞的再发风险则高达 5.74%。

（5）发病风险与性别的关系　发病率如有性别差异，则发病率低的性别的患者，其一级亲属的发病率高。例如，先天性幽门狭窄的男性发病率为 0.5%，女性发病率为 0.1%，男性发病率是女性的 5 倍。男性患者的儿子的发病可能性为 5.5%，女儿的发病率为 1.4%；女性患者的儿子的发病可能性为 20%，女儿的发病率为 7%。这是因为，女性发病率低，发病阈值高，男性发病率高，发病阈值低，女性患有此病时，说明她具有此病更多的易患性基因，所以其后代发病的可能性就更高。

由于多基因遗传病有以上特点，所以，在估计发病风险时，要综合各种因素全面考虑，这样得出的判断结果才会更接近实际。

练　习　题

一、填空题

1. 生物的遗传性状可分为两大类：_____性状和_____性状。

2. 质量性状的遗传基础是_____对等位基因；数量性状的遗传基础是_____对等位基因。

3. 数量性状是受微效多基因控制的，还与_____因素有关。

4. 在多基因遗传病中，遗传因素所起作用的大小叫做这种遗传病的_____，也称为_____，一般用_____数来表示。

5. 一种遗传病如果完全由遗传因素决定，其遗传度就是_____。

6. 多基因病的易患性阈值与平均值距离越近，其群体易患性的平均值越_____，阈值越_____，则群体发病率也越_____。

7. 在多基因遗传中，每对基因的作用都很微小，称为_____基因。

8. 微效基因的作用都很微小，但作用是可以累加的，形成一个明显的表型效应，这种效应称为_____。

9. 当遗传度为 70%～80%时，表明遗传度较高，说明_____因素在决定易患性变异或发病上有重要作用，_____因素作用较小。

10. 在多基因遗传病中，使个体患病的易患性的最低界限值称为_____。

二、单项选择题

1. 在下列性状中，属于质量性状的是_____。

   A. 人的身高　　　　B. 人的血压　　　　C. 豌豆茎的高度　　　　D. 小麦种皮的颜色

2. 在下列疾病中，属于多基因遗传病的是_____。

   A. 白化病　　　　B. 多指　　　　C. 唇裂　　　　D. 色盲

3. 在下列疾病中，属于单基因遗传病的是_____。

   A. 原发性高血压　　B. 哮喘　　　　C. 结肠息肉　　　　D. 精神分裂症

4. 在下列性状中，属于数量性状的是_____。

   A. 人的肤色　　　　B. 豌豆种子的形状　　C. 豌豆茎的高度　　　D. 豌豆子叶的颜色

5. 多基因假说是由哪位科学家提出的_____。

   A. 孟德尔　　　　B. 摩尔根　　　　C. 尼尔逊·爱尔　　　D. 爱迪生

6. 在某种多基因遗传病的遗传过程中，发现遗传因素起主要作用，这种遗传病的遗传度可能为_____。

   A. 15%　　　　B. 80%　　　　C. 25%　　　　D. 10%

7. 在多基因遗传病中，子女的发病率为_____。

   A. 50%　　　　B. 75%　　　　C. 25%　　　　D. 不能确定

8. 有一位多基因遗传病的患者，在下列亲属中谁的发病率最高_____。

   A. 子女　　　　B. 侄子　　　　C. 外甥　　　　D. 表姐

9. 下列_____高血压患者中，子女发病率高。

   A. 95/135mmHg　B. 150/190mmHg　C. 100/135mmHg　D. 105/145mmHg

10. 在下列多基因遗传病中，遗传度最高的疾病为_____。

    A. 消化性溃疡　　B. 先天性心脏病　　C. 癫痫　　　　D. 唇裂

三、问答题

1. 简述多基因遗传有哪些特点？

2. 简述多基因遗传病有哪些特点？

3. 在估计多基因病的发病风险时要考虑哪些方面的因素？

阅读材料

如何预防唇腭裂

　　唇腭裂，俗称兔唇，是一种最常见的出生缺陷之一，它的发病率与种族有关，是一个多基因的遗传病。

　　唇腭裂可以分为单纯唇裂、唇裂伴随腭裂两种情况。唇腭裂的发生还与很多因素有关，如微量元素的缺乏、射线、药物、外力损伤等。

　　怀孕早期是唇腭裂的易感期。唇腭裂多发于唇的两侧，中线少见，单侧常见，又以左侧多见，常伴有上颌切齿与尖牙之间的牙槽嵴裂。

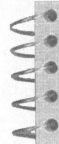

对于唇腭裂的预防主要通过孕前、孕期增补叶酸、铁等微量元素；避免射线、药物等环境有害因素作用，以降低唇腭裂的发病率；另外孕期不要饮用含有酒精的饮料，有糖尿病的病人要严格控制血糖。

目前对于唇腭裂治疗主要通过整形手术修复进行治疗。出现唇腭裂的婴儿需要接受多次手术，以及接受语言治疗等来补救这种先天缺陷。

第七章 肿瘤与遗传

【学习指南】

1. 熟悉肿瘤发生的遗传机制。
2. 了解肿瘤发生中的遗传现象。

肿瘤（tumor）是一种常见病、多发病，其中恶性肿瘤是目前危害人类健康最严重的一类疾病。随着我人口老龄化的进程，加之城市人口比例逐年增高，城镇工业生产迅速发展，环境污染日益严重，吸烟等不良生活习惯相当普遍，如果不采取积极的宣传教育措施，恶性肿瘤的危害性还将日益增加。我国最为常见和危害性严重的肿瘤为肺癌、鼻咽癌、食管癌、胃癌、大肠癌、肝癌、乳腺癌、宫颈癌、白血病及淋巴瘤等。特别是肺癌发生率近年来有明显的增加趋势。

一、肿瘤的概念

肿瘤是细胞增殖失控而导致大量细胞集合所形成的肿块。正常细胞转变为肿瘤细胞后就具有异常的形态、代谢和功能，并在不同程度上失去了分化成熟的能力。它生长旺盛，并具有相对的自主性，即使后来致瘤因素已不存在时，仍能持续性生长，不仅与机体不协调，而且有害无益。

根据肿瘤生物学特性及其对机体危害性的不同，一般分为良性肿瘤和恶性肿瘤两大类。这种分类在肿瘤的诊断、治疗和判断预后上均有十分重要的意义。

在人们生活中存在不少物理的、化学的和生物的因素，例如，各种电离辐射、紫外线照射、多环芳烃化合物、黄曲霉毒素、亚硝酸盐、某些病毒等，它们在一定条件下可以诱发肿瘤。尽管人们都接触各种致癌因素，但是并非人人都发生肿瘤，这表明肿瘤的发生存在着个体的易感性，而易感性在很大程度上是遗传物质的结构或功能发生改变，才使正常细胞转变为癌细胞。近年来肿瘤的分子遗传学研究表明，一些与细胞的生长和分化有关的基因在癌变过程中起关键作用，这些基因称为癌基因和抑癌基因，它们的结构或功能异常使细胞无限制生长，并最终导致肿瘤发生。因此，有人认为，肿瘤是一种遗传病，也称为体细胞遗传病，因在其发生中基因及基因异常起着重要作用。一些肿瘤是按照孟德尔方式遗传的，一些肿瘤是环境因素和遗传因素共同作用的结果；还有一些肿瘤是由于特定基因发生体细胞突变引起的，这种突变虽然不是遗传得来的，但却是遗传物质改变引起的。

二、肿瘤发生中的遗传现象

（一）肿瘤的家族聚集现象

1. 癌家族

癌家族（cancer family）是指一个家系中恶性肿瘤的发病率高（约20%），发病年龄较早，通常按常染色体显性方式遗传。例如有一个癌家族，经过70多年的5次调查，共调查了7代，在842名后裔中共发现95人患癌症，其中48人患结肠腺癌，18人患子宫内膜腺癌。在95人中有 13 人的肿瘤为多发性，在 40 岁之前发生肿瘤的有 19 人。95 名患者中有 72 人的双亲之一患有肿瘤，男性与女性各 47 人和 48 人，接近 1∶1，符合常染色体显性遗传。

2. 家族性癌

家族性癌（familial carcinoma）是指一个家族内多个成员患同一类型的肿瘤，例如，结肠癌可认为是一种家族性癌。许多常见肿瘤（如乳腺癌、肠癌、胃癌等）通常是散发的，但一部分患者有明显的家族史。此外，患者的一级亲属中发病率通常高于一般人群 3～5 倍。这类癌的遗传方式虽然不像单基因遗传那样明显，但有明显的家族聚集现象，可能有多基因遗传的基础，家族成员对这些肿瘤的易感性增高。通过对 77 对患白血病的双生子调查中发现，同卵双生者发病一致率非常高。在另一个调查中发现，20 对同卵双生子均患同一部位的同样肿瘤。这些都说明肿瘤有家族聚集现象和遗传因素在肿瘤发病中起重要作用。

（二）肿瘤的发生有种族差异

在世界范围内，不同的地域、不同的种族中，某些肿瘤的发病率与死亡率有着明显的差别。如在新加坡的华人、马来人和印度人鼻咽癌发病率有很大不同，华人发病率最高，其次是马来人，发病率最低的是印度人。移居到美国的华人的鼻咽癌发病率也比美国白人高 34 倍。日本妇女患乳腺癌较少，但松果体瘤的发病率比其他民族高 10 余倍，日本人的胃癌死亡率比美国人高 7 倍。美国人的肺癌发病率比日本人高 2 倍多。苏格兰人肺癌发病率比美国人高 2 倍。据国内资料报道，广东人移居上海 10 年以后，鼻咽癌的发生率仍高于上海本地居民 3 倍。种族差异主要是遗传的差异，表明遗传因素在肿瘤发生中起着重要作用。

（三）遗传性肿瘤

1. 单基因遗传的肿瘤

人类恶性肿瘤中只有少数种类是按单基因方式遗传的。例如遗传性视网膜母细胞瘤、神经母细胞瘤、肾母细胞瘤和嗜铬细胞瘤等肿瘤是以常染色体显性方式遗传的。这些肿瘤的特点是发病年龄早、多发性。在一些单基因遗传的疾病和综合征中，有不同程度的患恶性肿瘤倾向，可称为"癌前病变"，其遗传方式大部分为常染色体显性遗传，一小部分为常染色体隐性遗传或 X 连锁遗传，如家族性结肠息肉、多发性内分泌腺肿瘤综合征、神经纤维瘤等。

（1）视网膜母细胞瘤　视网膜母细胞瘤是一种发生在眼部的恶性肿瘤。多见于幼儿，70％的患者在 2 岁前发病，发病率为 1/20000。肿瘤的恶性程度很高，可随血液循环转移，也能直接侵入颅内。视网膜母细胞瘤可分为遗传型和散发型。大约 40％的病例属遗传型，即孩子的致病基因是由父母传给的。遗传型患者常为双侧或多发肿瘤，发病年龄较早。60％的病例是患者本人基因突变的结果，属非遗传型，呈散发状态，发病年龄较晚，多为单侧性。

（2）神经母细胞瘤　神经母细胞瘤也是一种常见的儿童恶性胚胎瘤，起源于神经嵴，活婴中的发病率为 1/10000。神经母细胞瘤为常染色体显性遗传性肿瘤。有的神经母细胞瘤还伴有来源于神经嵴的其他肿瘤，如多发性神经纤维瘤、节神经瘤、嗜铬细胞瘤等。

（3）肾母细胞瘤　肾母细胞瘤是一种婴幼儿肾脏的恶性胚胎性肿瘤，约占全部肾肿瘤的6％，活婴中的发病率约为 1/10000，多在 4 岁以前发病。肾母细胞瘤分为遗传型和非遗传型，遗传型多为双侧性肿瘤，发病年龄较早，呈常染色体显性遗传，有明显的家族聚集现象。

2. 多基因遗传的肿瘤

多基因遗传的肿瘤大多是一些常见的恶性肿瘤，这些肿瘤的发生是遗传因素和环境因素共同作用的结果。例如多基因遗传的乳腺癌、肺癌、胃癌、肝癌、前列腺癌、子宫颈癌等，患者的一级亲属的发病率明显高于群体的发病率。

3. 染色体畸变与肿瘤

先天性染色体异常疾病与恶性肿瘤的发生也密切相关。例如先天愚型患者易患白血病；先天性卵巢发育不全患者易患卵巢癌。此外，还有一些由于染色体断裂、重排或有 DNA 修复缺陷引起的遗传病，如毛细血管扩张性共济失调症、范可尼贫血、勃劳姆综合征、着色性干皮病等，这些患者极易发生皮肤癌、白血病和淋巴肉瘤。

（1）毛细血管扩张性共济失调症 毛细血管扩张性共济失调症为一种儿童期的染色体隐性遗传病。1 岁左右即可发病，表现为小脑共济失调；6 岁后眼和面、颈部出现瘤样小血管扩张。由于常有免疫缺陷，患者常死于感染性疾病。患者有较多的染色体断裂。患者的细胞对 X 线特别敏感，DNA 修复能力明显下降。患者易患各种肿瘤，在 45 岁之前其患肿瘤的人数比正常人群增加 3 倍，主要是淋巴细胞白血病、淋巴瘤、网织细胞肉瘤等。

（2）着色性干皮病 着色性干皮病患者皮肤对紫外线特别敏感，易出现皮疹和色素沉着。患者染色体在紫外线照射后易发生断裂，细胞也容易死亡，存活下来的细胞由于 DNA 修复酶的缺陷而不能正常修复，常导致血管瘤、基底细胞癌等肿瘤发生。

（3）勃劳姆综合征（Bloom 综合征） Bloom 综合征多见于东欧犹太人的后裔。患者身材矮小，对日光敏感，面部常有微血管扩张性红斑。患者外周血培养细胞有各种类型的染色体畸变和单体畸变。本病患者易患肿瘤或白血病。

（4）范可尼贫血（Fanconi 贫血） 是一种儿童期的骨髓疾病，表现为全血细胞减少，又称为先天性血细胞减少症。患者有贫血、易疲乏、易出血和感染等症状，常伴有先天畸形、大拇指或桡骨发育不良（或缺如）、皮肤色素沉着等。患者的染色体易发生断裂，双着丝粒体、断片、核内复制也很常见。患者易患白血病，白血病的发生率是正常人的 20 倍。

三、肿瘤发生的遗传机制

在自然界，基因突变是经常发生的，突变如果发生在与细胞增殖有关的基因，就可能导致细胞增殖失控，具有异常的形态、代谢和功能，并在不同程度上失去了分化成熟的能力。这种异常大多数不是由生殖细胞遗传得来，而是在体细胞中新发生的基因突变所致。发生突变的细胞在一些因素的作用下发展为肿瘤细胞。

（一）两次突变说

在研究视网膜母细胞瘤后提出了肿瘤发生的两次突变说，认为肿瘤必须经过两次或两次以上的细胞突变才能形成。在遗传型的肿瘤中，第一次突变发生于生殖细胞，第二次突变发生于体细胞；而非遗传型的肿瘤两次突变均发生在体细胞。第一次突变是肿瘤的始动过程，第二次突变是促进过程。

两次突变说对一些遗传性肿瘤，如视网膜母细胞瘤的发生作出了合理解释。遗传型的视网膜母细胞瘤发病很早，并多双侧性或多发性。这是因为患儿出生时全身所有细胞已有一次基因突变，只需要在出生后某个视网膜母细胞再发生一次突变（第二次突变），就会转变成为肿瘤细胞，故较易表现为双侧性或多发性。非遗传型视网膜母细胞瘤的发生则需要同一个细胞在出生后积累两次突变，而且两次都发生在同座位，因而概率很小，发病较晚，不具有遗传性，并多为单侧性，但该座位如果已发生过一次突变，则较易发生第二次突变，这也是非遗传型肿瘤不是太少的原因。

（二）癌基因说

与肿瘤发生相关的基因可分为两大类：一类称为癌基因（oncogene），其表达产物对细胞的生长和增殖起正调节；另一类称抑癌基因或称肿瘤抑制基因（tumor suppresor gene），其表达产物是对细胞增殖起抑制负调节作用。这两类基因的作用正好相反。它们的异常，或者是增强细胞生长和增殖，或者是去除正常的生长抑制，结果都会导致肿瘤发生。

1. 癌基因

在人体、动物、致瘤病毒内都发现了能导致细胞恶性转化的核酸片段，称之为癌基因。癌基因可分为两类：病毒癌基因和细胞癌基因。来自病毒的称为病毒癌基因（v-onc），来自细胞的称为细胞癌基因（c-onc）或原癌基因（proto-oncogene）。最早发现的病毒癌基因是鸡 Rous 肉瘤病毒的 *v-src* 基因，以后发现了正常鸡细胞的细胞癌基因（*c-src*）。后来通过用人膀胱癌细胞系提取的 DNA 片段转染小鼠细胞发现了人类癌基因 *H-ras* 基因。已知的原癌基因已近 100 种，其中许多已定位不同的染色体区带。这些基因与细胞的生长、增殖等基本功能有关。

2. 癌基因的激活

癌基因被激活而过度表达，导致肿瘤的发生。癌基因激活的方式如下。

（1）突变激活　体细胞内的原癌基因可以因点突变而成为癌基因，产生异常的基因产物；也可由于点突变使基因摆脱正常的调控而过度表达，使细胞癌变。突变激活又称为激活的质变模式。

（2）易位激活　易位导致癌基因的重排或融合，产生异常的蛋白而使细胞转化癌细胞。例如慢性粒细胞白血病 9；22 易位，形成了一种结构与功能异常的融合基因，它编码的蛋白能促成细胞的恶性转化。

（3）癌基因扩增　某些癌基因的激活可通过基因扩增的方式进行。在正常细胞中，原癌基因一般有一个拷贝，转录的产物有限，不会使细胞癌变。如果受一些因素的影响，原癌基因大量复制，转录的产物大量积累，就会使细胞癌变。

（4）启动子插入　原癌基因附近插入一个强大的启动子或原癌基因插入到一个强大的启动子附近，原癌基因就可以被激活，促使细胞恶性转化。

3. 抑癌基因的失活

抑癌基因又称为肿瘤抑制基因或抗癌基因（anti-oncogenes）。至今发现并确定的抑癌基因有近 20 种，它与癌基因的作用相互拮抗。正常情况下，抑癌基因通过转录、翻译控制某种特殊蛋白质的合成，从而调节细胞周期。抑癌基因的功能是抑制细胞的生长和促进细胞的分化。当两个等位基因突变或缺失而丧失功能，即处于纯合失活状态时，细胞就会因正常抑制的解除而恶性转化。

视网膜母细胞瘤的 *Rb* 基因就是一个典型的例子。遗传型视网膜母细胞瘤患者出生时 *Rb* 基因的一个等位基因由于生殖细胞突变而丧失功能，出生后如视网膜母细胞中另一个等位基因发生了体细胞突变，这个细胞就会转化为肿瘤细胞。

练 习 题

一、填空题

1. 癌基因激活的方式有：_____、_____、_____、_____。

2. 与肿瘤发生相关的基因可分为两大类：_____、_____。

3. 癌基因分为两类：_____、_____。

4. 根据肿瘤生物学特性及其对机体危害性的不同，一般分为_____肿瘤和_____肿瘤两大类。

5. 肿瘤是细胞_____失控而导致大量细胞集合所形成的肿块。

6. 肿瘤发生的遗传机制有两个假说：_____和_____。

7. 抑癌基因的功能是_____细胞的生长和_____细胞的分化。

8. 单基因遗传的肿瘤有_____、_____、_____、_____。

9. 多基因遗传的肿瘤有_____、_____、_____、_____。

10. 一个家系中恶性肿瘤的发病率高，发病年龄较早，通常按常染色体显性方式遗传，这样的家族称_____家族。

二、单项选择题

1. 鼻咽癌的发病率最高的是_____。

A. 中国人　　　　　B. 印度人　　　　　C. 马来人　　　　　D. 美国人

2. 松果体瘤的发病率最高的是_____。

A. 中国人　　　　　B. 印度人　　　　　C. 马来人　　　　　D. 日本人

3. 遗传型视网膜母细胞瘤属于_____。

A. 多基因遗传病　B. 单基因遗传病　　C. 染色体遗传病　　D. 线粒体遗传病

4. 毛细血管扩张性共济失调症属于_____。

A. 多基因遗传病　B. 单基因遗传病　　C. 染色体遗传病　　D. 线粒体遗传病

5. 属于单基因遗传的肿瘤是_____。

A. 乳腺癌　　　　　B. 肺癌　　　　　　C. 胃癌　　　　　　D. 肾母细胞瘤

6. 属于多基因遗传的肿瘤是_____。

A. 视网膜母细胞瘤　　　　　　　　　B. 肺癌

C. 神经母细胞瘤　　　　　　　　　　D. 肾母细胞瘤

7. 由于染色体易位引起的肿瘤是_____。

A. 视网膜母细胞瘤　　　　　　　　　B. 肺癌

C. 神经母细胞瘤　　　　　　　　　　D. 慢性粒细胞白血病

8. 两次突变说认为，在遗传型的肿瘤中，第一次突变发生于_____。

A. 肝细胞　　　　　B. 脑细胞　　　　　C. 神经细胞　　　　D. 性细胞

9. 两次突变说认为，在遗传型的肿瘤中，第二次突变发生于_____。

A. 精细胞　　　B. 卵细胞　　　C. 体细胞　　　D. 性细胞

10. 两次突变说认为，在非遗传型的肿瘤中，两次突变都发生于_____。

A. 精细胞　　　B. 卵细胞　　　C. 体细胞　　　D. 性细胞

三、问答题

1. 举例说明肿瘤发生中的遗传现象。

2. 用两次突变说解释视网膜母细胞瘤的发生。

3. 何为癌基因、抑癌基因？它们有什么功能。

阅读材料

生物免疫疗法治肿瘤

　　生物免疫疗法是一种自身免疫抗癌的新型治疗方法。它是运用生物技术和生物制剂对从病人体内采集的免疫细胞进行体外培养和扩增后回输到病人体内来激发、增强机体自身免疫功能，从而达到治疗肿瘤的目的。生物免疫治疗是继手术、放疗和化疗之后的第四大肿瘤治疗技术。包括细胞因子治疗、免疫细胞治疗、基因治疗、分子靶向治疗和抗体治疗等。

　　其原理：因为癌细胞病人，普遍存在免疫系统低下，不能有效地识别、杀灭癌症细胞；另一方面，癌症细胞大量增殖，会进一步抑患者的免疫功能，而且，癌症细胞有多种机制来逃脱免疫细胞的识别与杀伤，因此癌症的生物免疫治疗就是借助分子生物学技术和细胞工程技术，提高癌症的免疫原性，给机体补充足够数量的功能正常的免疫细胞和相关分子，激发和增强机体抗瘤免疫应答，提高癌症对机体抗癌症免疫效应的敏感性，在体内、外诱导癌症特异性和非特异味性效应细胞和分子，达到最终清除癌症的目的。

第八章 遗传病的诊断、防治和优生学

【学习指南】

1. 熟悉遗传病的各种诊断方法。
2. 熟悉遗传病的传统治疗方法和原则。
3. 熟悉遗传病再发风险的估计。
4. 了解遗传病的基因治疗。
5. 了解遗传与优生。

第一节　遗传病的诊断

遗传病的诊断即对某病做出诊断并确定是否为遗传性疾病。这是一项复杂的工作，几乎涉及各个临床学科。它不仅需要各个学科的配合，还需要先进的辅助诊断的仪器设备和实验室。它是进行遗传病预防和治疗的基础。根据诊断的时期不同可分为临床诊断、症状前诊断和产前诊断三种类型。根据诊断的方法不同可分常规诊断和特殊诊断。常规诊断是用一般疾病的诊断方法；特殊诊断是利用遗传学的方法，如细胞遗传学检查、系谱分析、基因分析、皮纹分析、产前诊断等，后者是确诊的关键。

一、遗传病的临床诊断

（一）症状和体征检查

症状和体征是患者就诊的主要原因，也是遗传病诊断的重要线索。通过症状和体征的了解，有助于提示患者可能的疾病类型，甚至基本能判断所罹患的疾病。但应当注意的是遗传病普遍存在着遗传异质性，即许多症状和体征为多种疾病所共有。例如智力低下这一症状，它既是新生儿窒息、颅脑损伤和脑炎等普通病的症状，又是先天愚型、苯丙酮尿症、半乳糖血症等遗传病的临床特征。因此，单凭症状和体征做出诊断有时是很困难的，必须进行仪器诊断和实验室检查，才能较准确地做出遗传病的诊断。

（二）病史询问

由于遗传病一般具有家族聚集现象，因而病史资料采集的准确性极为重要，病史采集主要通过采集对象的描述和有关个体的病案查询。实践中还应注意不同个体描述是否可以相互印证，以确定资料的可信度。在病史采集时要做到准确、详细。除采集一般病史外，还应着重注意以下三项：

1. 家族史

家族史是指家庭中其他成员的健康状况、有无患同病史及正常个体的年龄与种族等，如有异常，还应询问发病年龄及病程特点等。要特别注意家族史的准确性与全面性。

2. 婚姻史

应着重询问婚龄、婚次、配偶的健康状况及是否为近亲结婚。

3. 生育史

应询问生育年龄、子女数量及健康情况，有无流产、死产和早产史，有患儿的还应了解有无产伤、窒息及怀孕早期是否有致畸因素接触史。

二、系谱分析

家系分析是诊断遗传病的重要步骤，从先证者入手，尽可能多地调查其亲属的患病情况，这有助于判断是单基因还是多基因遗传、是显性还是隐性遗传、是常染色体还是性染色体遗传。在采集中，应重点记录家族史、婚姻史和生育史，另外对于收养、过继、近亲婚配和非婚生育等情况予以特别注意。进行家系分析时必须注意以下几个问题：

① 资料必须可靠，个体的文化程度、家系成员的分散程度、被调查者的年龄、记忆和判断能力等，都是影响资料准确度的因素。

② 涉及家庭成员的隐私问题，应说服被调查者积极配合。

③ 对不同患者患病程度的度量应尽量准确一致，最好能提供医院的诊断资料，仅依某一个人的描述往往产生较大的偏差。

④ 应尽可能地扩大家系范围，以便更准确地判断。

⑤ 注意外显不全、延迟显性、新突变基因、动态突变、易位基因、基因组印迹等问题，还要充分考虑基因和遗传背景、基因和环境综合作用等问题。

⑥ 观察指标不同，可能遗传方式也不同。家系分析的结果对于发病风险率的计算将产生重要影响。

三、细胞遗传学检查

细胞遗传学检查包括染色体检查和性染色质检查，是确诊染色体病的主要方法。它能从形态学的角度直接观察到染色体是否出现异常。现已检出 100 多种染色体异常综合征。

染色体检查亦称染色体核型分析，标本取材于胎儿脐带血、羊水脱落细胞、绒毛细胞、外周血等组织和细胞，经 72h 培养后常规制备染色体标本，再经常规非显带和 G 显带染色后在显微镜下观察，一般观察计数 30～50 个分裂相，再分析其中 3～5 个分散好、数目全的核型，即可做出初步诊断。如需要还可以进行其他带型分析。在临床上，如有下列情况之一者，应建议做染色体检查。

① 明显生长发育异常、多发畸形、智力低下者。

② 多发性流产和不育的夫妇。

③ 性腺以及外生殖器发育异常者。

④ 原发性闭经。

⑤ 35 岁以上的高龄孕妇。

⑥ 已经生有染色体异常患儿的夫妇。

⑦ 身材高大、性情粗暴的男性。

⑧ 恶性血液病患者。

⑨ 长期接受 X 线、电离辐射的人员。

四、生化检查

生化检查主要是对蛋白质和酶结构或功能活性的检测。该方法特别适用于分子病、先天性代谢缺陷、免疫缺陷等遗传病的检查。此外生化检查还包括了反应底物、中间产物、终产物和受体与配体的检查。生化检查的材料主要有血液、活检组织、尿、粪便、脱落细胞、阴道分泌物等。随着人类对遗传病发病机制认识的深入和检测方法的改进，越来越多的单基因病，特别是代谢缺陷性疾病的诊断将更加迅速、更加简便。表 8-1 列举了部分可以通过酶活性检测的遗传代谢缺陷病；表 8-2 列举了部分通过血清或尿液检测的遗传代谢缺陷病。

表 8-1　部分通过酶活性检测的遗传代谢缺陷病

疾 病 名 称	检 查 的 酶	材 料
白化病	酪氨酸酶	毛囊
精氨酸琥珀酸尿症	精氨酸代琥珀酸裂解酶	红细胞
胱硫醚尿症	胱硫醚酶	肝、白细胞、成纤维细胞
组氨酸血症	组氨酸酶	指（趾）甲屑
同型胱氨酸尿症	胱硫醚合成酶	肝、白细胞、成纤维细胞
酮性高甘氨酸血症	丙酰辅酶 A 羧化酶	肝、白细胞、成纤维细胞
枫糖尿病	支链酮酸脱羧酶	肝、白细胞、成纤维细胞
苯丙酮尿症	苯丙氨酸羟化酶	肝
酪氨酸血症 I	对羟苯丙酮酸羟化酶	肝、肾
酪氨酸血症 II	酪氨酸氨基转移酶	肝
半乳糖血症	半乳糖磷酸尿苷转移酶	红细胞
黑矇性痴呆	氨基己糖酶	白细胞
腺苷脱氨酶缺乏症	腺苷脱氨酶	红细胞
糖原贮积病 I 型	葡萄糖-6-磷酸酶	肠黏膜
糖原贮积病 II 型	α-1,4-葡萄糖苷酶	皮肤成纤维细胞
糖原贮积病 III 型	红细胞脱支酶	红细胞
糖原贮积病 IV 型	支化酶	白细胞、皮肤成纤维细胞
糖原贮积病 VI 型	肝磷酸化酶	白细胞
氨酰脯氨酸缺乏症	氨酰脯氨酸酶	白细胞
高苯丙氨酸血症	二氢蝶啶还原酶	皮肤成纤维细胞
瓜氨酸血症	精氨酰琥珀酸合成酶	皮肤成纤维细胞
进行性肌营养不良	肌酸磷酸激酶	血清

表 8-2　部分通过血清或尿液检测的遗传代谢缺陷病

疾 病 名 称	血清检测物	尿液检测物
精氨酸琥珀酸尿症		精氨酸代琥珀酸
瓜氨酸血症	瓜氨酸	瓜氨酸
胱硫醚尿症		胱硫酸
胱氨酸尿症		胱氨酸、赖氨酸、精氨酸、鸟氨酸
胱氨酸病	胱氨酸	胱氨酸、其他氨基酸
同型胱氨酸尿症	甲硫氨酸	同型胱氨酸
羟脯氨酸血症	羟脯氨酸	羟脯氨酸
高甘氨酸血症	甘氨酸及其他有机酸	甘氨酸
高赖氨酸血症	赖氨酸	赖氨酸、鸟氨酸、γ-氨基丁酸
高脯氨酸血症	脯氨酸	脯氨酸、羟脯氨酸、甘氨酸
低磷酸血症		磷酸乙醇胺
枫糖尿病	缬氨酸、亮氨酸、异亮氨酸	酮衍生物
苯丙酮尿症	苯丙氨酸	苯丙酮酸
酪氨酸血症	酪氨酸	酪氨酸、苯丙氨酸衍生物
组氨酸血症	组氨酸	组氨酸

目前已经能够使用滤纸片或显色反应进行血液和尿液的检查，方法简便，非常适用于初检和普查。

五、基因诊断

基因诊断（gene diagnosis）又称为分子诊断（molecular diagnosis），是应用分子生物学方法检测基因的结构及其表达功能是否异常的方法和技术。基因诊断的材料包括 DNA、RNA 和蛋白质，DNA 用于分析基因的结构，RNA 和蛋白质用于分析基因的功能。目前基因诊断的原理和技术不仅适用于遗传病，而且已广泛应用于感染性疾病、法医、肿瘤等方面。这些是分子生物学在临床应用方面迅速发展的一个领域。这里简要介绍几种常用的基本技术。

1. 分子杂交

分子杂交是从核酸分子混合液中检测特定大小的核酸分子的传统方法。其原理是核酸变性和复性理论，即双链的核酸分子在某些理化因素作用下双链解开，而在条件恢复后又可依碱基配对规律形成双链结构。杂交通常在一支持膜上进行，因此又称为核酸印迹杂交。根据检测样品的不同又被分为 DNA 印迹杂交（Southern blot）、RNA 印迹杂交（Northern blot）、点杂交和原位杂交等。

2. 聚合酶链反应

聚合酶链反应（polymerase chain reaction，PCR）是体外扩增 DNA 的常用技术，可以使特定的基因或片段在短短的 2～3h 内，在体外扩增几十万倍甚至几百万倍，扩增的片段可以用于直接电泳观察，也可以进一步深入分析。此技术在我国发展很快。

3. DNA 测序

DNA 测序（DNA sequencing）就是测定 DNA 的一级结构中碱基的顺序。测定 DNA 的核苷酸序列是分析基因结构与功能关系的前提。目前用于测序的方法较多，在实验室手工测序常用 Sanger 双脱氧链终止法，简称 Sanger 法，是使用 DNA 聚合酶和双脱氧链终止物测定 DNA 核苷酸序列的方法。它要求使用一种单链的 DNA 模板或经变性的双链 DNA 模板和一种恰当的 DNA 合成引物。其基本原理是 DNA 聚合酶利用单链的 DNA 模板，合成出准确互补链，在合成时，某种 dNTP 换成了 ddNTP（$2'$,$3'$-双脱氧核苷三磷酸），这时，DNA 聚合酶使 ddNTP 掺入到寡核苷酸链的 $3'$ 末端，导致无 $3'$-OH 的核苷酸无法继续与其他核苷酸连接而终止了 DNA 链的延长。双脱氧核苷酸的种类不同，掺入的位置不同，就造成了在不同的位置终止的长度不等的互补链。通过掺入的放射性核苷酸结合聚丙烯酰胺凝胶电泳，即可读出模板 DNA 的互补链序列。

4. 基因芯片技术

基因芯片技术是近年来发展十分迅速的大规模、高通量分子检测技术。其基本原理是核酸杂交，其基本过程是将许多特定的寡核苷酸片段或基因片段作为探针，有规律地排列固定于支持物上，形成矩阵点。基因芯片可以进行微量化、大规模、并行化、高度自动化地处理感兴趣的生物样品，精细地研究各种状态下分子结构变异，了解组织细胞基因表达情况。既可以检测基因的多态性，也能检测基因突变，特别适用于多个基因、多个位点的同时检测，大大节约了诊断时间。但目前基因芯片检测费用较高，还没有在临床上广泛使用。随着技术的成熟和费用的降低，临床诊断的前景十分广阔。

六、皮肤纹理分析

皮肤纹理简称皮纹，主要指手指、手掌、脚掌等特定部位出现的皮纹图形。人体皮纹属多基因遗传，具有个体的特异性，人的皮纹在胚胎发育第 13 周左右开始由真皮乳头向表皮突出形成许多整齐凸起的乳头线，称为嵴纹；嵴纹之间的凹陷称为皮沟。嵴纹和皮沟相间排列就组成了人的皮纹。研究人体皮纹变化特点的科学称为皮纹学。由于皮纹是由遗传决定的，有的与某些疾病相关联，因此皮纹分析已成为一些遗传病简便而又易行的辅助诊断方法。

（一）正常人的皮肤纹理

1. 指纹类型（finger tip patterns）

指纹是指手指端的纹理。在皮肤纹理中，由三组不同走向的嵴纹汇聚一处而形成的汇合点称为三叉点，依指纹中三叉点的数目将其分为三种类型（图 8-1）。

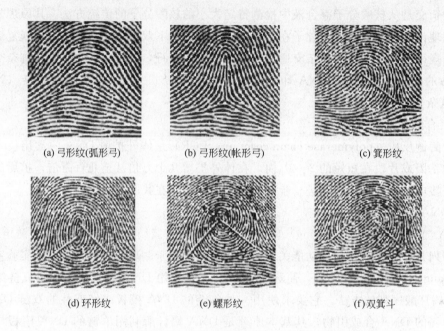

(a) 弓形纹(弧形弓)	(b) 弓形纹(帐形弓)	(c) 箕形纹
(d) 环形纹	(e) 螺形纹	(f) 双箕斗

图 8-1　各种指纹类型及嵴纹计数沿着中心点到三叉点的直线

（1）弓形纹（arch，A）　由平等的弓形嵴纹从一侧走向另一侧，中间隆起弓形，无三叉点，称为弓形纹。弓形纹分为两种：一种是中间隆起较平缓的弧形弓，另一种是中央隆起较高的帐形弓。

（2）箕形纹（loop，L）　嵴纹从一侧发出后向上弯曲，又转回发生的一侧，形似簸箕状。若箕口朝向手的尺侧称为尺箕或称正箕，箕口朝向手的桡侧称为桡箕或称反箕。箕头的侧下方有一个三叉点。

（3）斗形纹（whorl，W）　嵴纹走向可分为同心环状或螺旋状，特殊的是两个箕形纹组合的叫双箕斗（dorble loop whorl，Wd）。都有两个或两个以上三叉点。斗形纹可分为环形纹、螺形纹、囊形纹、双箕斗等。

2. 嵴纹计数及总指嵴纹数

从箕形纹或斗形纹的中心点到三叉点画一直线，计数直线跨过的嵴纹数目，称为嵴纹计数（ridge count）。弓形纹无三叉点，其嵴纹数为 0，箕形纹有一个三叉点故有一个嵴纹数，斗形纹有两个三叉点故有两个嵴纹数（取两个中较大的为准），斗形纹为两中心点到其三叉点及两中心点间三连线通过的嵴纹数之和除以 2。将十指嵴纹数相加，即为总指嵴纹数

（TFRC）。1982 年遗传学报有数据报道，汉族总指嵴纹数男性为 148.80±42.53，女性为 138.46±41.59。

3. 掌纹

手掌中的皮纹称为掌纹（palmar print），比较重要的是轴三叉点和 atd 角。轴三叉点（axial triradius）是指在掌面基部的三叉点 t。在除拇指外的其他四指基部都有三叉点，依次称指基三叉点 a、b、c、d，由指基三叉点 a、d 分别向轴三叉点 t 连线形成的夹角即 atd 角，其大小表明 t 的具体位置（图 8-2）。我国正常人 atd 角平均为 41°。t 的位置移近掌心，则 atd 角增大。atd 角<45°为 t，在 45°～56°间以 t′表示，>56°以 t″表示。

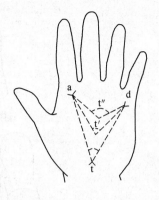

图 8-2　轴三叉点 t 及 atd 角

4. 褶纹

褶纹是指手指和手掌的关节弯曲活动处明显可见的皱褶，分别称为指褶纹和掌褶纹。它们虽不属皮肤纹理，但其变化在某些遗传病诊断中有一定价值。

（1）掌褶纹（palmal flexion crease）　在手掌褶纹有三条，即远侧横褶纹、近侧横褶纹和大鱼际纵褶纹。有时远侧横褶纹和近侧横褶纹连接成一条单一的褶纹横贯全掌，称为猿线（simian crease），我国称为通贯手。然而有时相接的程度不同，可分为各种变异型（图8-3）。在我国正常人群中通贯手发生率可达 3.53%～4.87%。

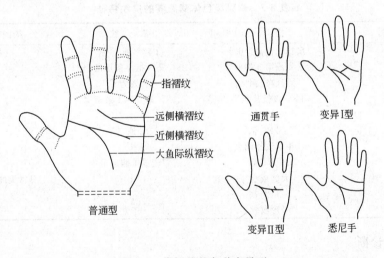

指褶纹
远侧横褶纹
近侧横褶纹
大鱼际纵褶纹
普通型

通贯手　变异I型
变异II型　悉尼手

图 8-3　掌褶纹的各种变异型

（2）指褶纹（digital flexion crease）　正常人除拇指只有一条指褶纹外，其余各指都有两条指褶纹。

5. 拇趾球部纹型

人的脚趾和脚掌上的皮纹称为趾纹和跖纹，但具有临床意义的只涉及拇趾球部（hallucal area）纹型。拇趾球部的皮纹图形也有弓、箕、斗等各种图形，并按照皮纹的走向分为 7 个主要类型：近侧弓、腓侧弓、胫侧弓、远侧箕、腓侧箕、胫侧箕及斗形纹（图 8-4）。

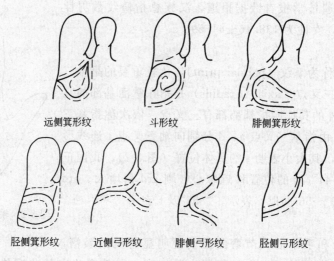

	远侧箕形纹	斗形纹	腓侧箕形纹
	胫侧箕形纹	近侧弓形纹	腓侧弓形纹	胫侧弓形纹

图 8-4 拇趾球部纹型

（二）遗传病患者的皮纹特征

皮纹变化与某些染色体异常、先天性疾病以及不明原因的综合征有一定相关，但它的变化不是特异的，故只能作为诊断旁证或疾病的初筛，以便进一步确诊。现叙述几种常见疾病的皮纹特征（表 8-3）。

表 8-3 常见染色体病患者的皮纹特征

病 例	指 纹	掌 纹	拇趾球部纹型
21，三体	尺箕比例高＞60%	t'50%通贯手	胫弓
	第 4 或第 5 指桡箕	第 5 指 1 条指褶	
18，三体	弓形纹比例极高	25% 为 t''	正常
	TRC 极低甚至为 0	40%第 5 指 1 条指褶	
13，三体	弓形纹较多	t''	42%腓弓
	TRC 低	2/3 通贯手	
5p⁻	斗形纹比例大	t'	正常
	TRC 高	双侧或单侧通贯手	
45，X	大箕或小斗	t'	异常大的斗或箕形纹
	TRC 高		
47，XXY	弓形纹较多	正常	正常

七、产前诊断

出生前宫内的诊断称为产前诊断（prenatal diagnosis）产前诊断主要从三个方面进行：①遗传学检查，如细胞培养、染色体检查、分子诊断等；②生化检查，如特殊蛋白质、酶、代谢底物、中间产物和终产物等；③物理诊断，如 B 超、胎儿镜、电子监护等。

1. 产前诊断的对象

根据遗传病的严重程度和发病率的高低，建议做产前诊断的对象如下：①夫妇之一有染色体畸变，特别是平衡易位携带者，或者自身染色体正常，但出生过染色体异常患儿的夫妇；②35 岁以上的高龄孕妇；③夫妇之一有开放性神经管畸形，或出生过这种畸形患儿的夫妇；④夫妇之一有先天性代谢缺陷，或出生过这种患儿的夫妇；⑤X 连锁遗传病基因携带者孕妇；⑥原因不明的习惯性流产的孕妇；⑦羊水过多的孕妇；⑧夫妇之一有致畸因素接触史的孕妇；⑨具有遗传病家族史，又系近亲婚配的孕妇。虽然具备了上述条件，但如果出现先兆流产、妊娠时间过长、有出血倾向者，则不宜做产前诊断。

2. 产前诊断的取材方法

胎儿的遗传学检查和生化诊断都需要取胎儿细胞和羊水，这是与其他诊断区别最大的地方。而取材后的检查技术则与前述的方法差别不大，就不细述。现就主要的取材方法介绍如下。

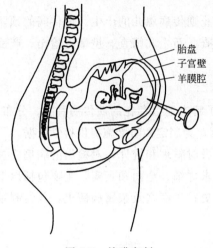

图 8-5 羊膜穿刺

（1）羊膜穿刺法 该方法是在 B 超的监视下，用注射器经孕妇腹壁、子宫到羊膜腔抽取胎儿羊水（图 8-5）。羊膜穿刺的最佳时间是在妊娠 16～20 周之间，此时羊水量较多，成功率高。羊水中含有一定数量的胎儿脱落细胞，多为成纤维细胞和上皮细胞，可以通过体外培养达到增殖的目的，因此能够实现胎儿的染色体检查、生化检查和分子诊断的目的。抽出的羊水还可以进行某些生化测定而辅助判断胎儿患病信息。例如当羊水中甲胎蛋白（AFP）浓度过高时，可能意味着胎儿无脑、开放性脊柱裂、脊髓脊膜膨出和脑积水等，或为死胎、先天性肾病综合征、脐膨出、某些染色体病等。某些脂类代谢病、黏多糖沉积病、氨基酸病、糖原贮积病等也可通过羊水检查判断。羊膜穿刺的危险性相对较小，引起流产的风险为 0.5%，母体感染、Rh 溶血和其他妇科合并症发生率更低。

（2）绒毛取样法 绒毛取样法又称为绒毛吸取术，是通过特制的取样器，经孕妇阴道、宫颈进入子宫，达到胎盘处后吸取一定数量的胎儿绒毛组织（图 8-6）。由于绒毛组织中含有大量的处于分裂期的细胞，所以可以用来直接制备染色体，或经短期培养后制备染色体，也可以直接用于生化分析和分子诊断。该方法的优点是可以在妊娠早期（9～12 周）进行，给孕妇带来的损伤和痛苦较小。需要进行选择性流产时用本法。缺点是引起流产的风险比较高，是羊膜穿刺的 2 倍，而且标本容易被细菌、霉菌污染，不宜进行长期培养。有时标本中可能含有母体细胞，影响分析。另外绒毛组织直接制备染色体的质量不容易控制，影响染色体核型分析。

（3）脐带穿刺 脐带穿刺法是在 B 超的监视下，用细针经腹壁、子宫进入胎儿脐带，抽取一定数量的胎儿血液。穿刺时间最好在妊娠 18 周左右，所获得的胎儿血液相当于从遗传病患者体内抽取的血样，特别方便进行染色体分析，当然也可以进行多种其他诊断分析。本技术也用于因错过绒毛取样或羊膜穿刺的时机或羊水培养失败的补救措施。

（4）孕妇外周血胎儿细胞富集 前述获取胎儿细胞的方法对于母胎都可能有一定的损伤，都有流产和感染等风险。而从孕妇外

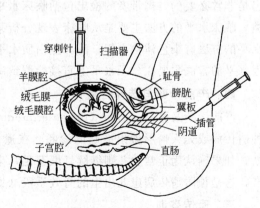

图 8-6 绒毛吸取术示意图

周血中获取胎儿细胞富集为诊断所需则是一个十分安全的方法。但目前这项技术还不很成熟，正在发展中。

第二节　遗传病的预防

遗传病的预防主要是利用遗传学的原理和技术，防止遗传病患儿的出生。遗传病的预防主要抓住婚前、孕前和产前三个环节，主要是遗传病普查、新生儿筛查、携带者检出、产前诊断与选择性流产、遗传咨询等。

一、遗传病的普查

遗传病普查是对某一地区的人群进行选样普查，以了解本地区存在的遗传病种类、分布、各种致病基因的频率、携带者频率及影响基因频率的因素，为制定预防措施提供科学依据。

普查的方法应该力求简单易行，对调查所得资料应及时整理和统计，对检出的病例应及时进行登记，以便进行深入的研究和分析。登记时应力求详细、全面和真实，主要包括以下几个方面：①个人病史；②个人发育史；③婚姻和生育史；④家庭及亲属病情史，并绘制系谱，确定风险个体。

二、新生儿的筛查

新生儿筛查（neonatal screening）是在新生儿期对某些遗传病进行检查，进行新生儿筛查的这些疾病发病率高、危害大，早期治疗可取得较好的疗效。有些国家已将此项措施列入优生的常规检查，可筛查的病种已达 12 种，我国列入筛查的疾病有苯丙酮尿症（PKU）、家族性甲状腺肿和 G6PD 缺乏症（南方）。

新生儿筛查一般是用静脉血或尿作为材料。血样的采集是在出生后 3～4d，从足跟部采血用滤纸吸全血，形成血斑。尿样的采集是在新生儿的尿布中夹着滤纸或直接收集新鲜尿液。

三、携带者的筛查

携带者筛查是指当某种遗传病在某一群体中有高发病率，为了预防该病在群体中的发生，采用经济实用、准确可靠的方法在群体中进行筛查，筛出携带者后则进行婚育指导，即可达到预期目标。携带者本人不表现病症，但他们生育后代时，便可能有患儿出现。因此检出是非常必要的。携带者的检出包括临床水平、细胞水平、酶和蛋白质水平及基因水平四大类。临床水平的方法主要是从临床表现分析某人可能是携带者，但一般不能准确检出；细胞水平的方法有染色体检查等；酶和蛋白质水平的方法主要是检测酶和蛋白质的量及活性；基因水平的方法主要在分子水平上直接检测致病基因。

四、产前诊断与选择性流产

产前诊断又称宫内诊断（intrauterine diagnosis）是对胚胎或胎儿在出生前是否患有某种遗传病或先天畸形做出准确的诊断。在遗传咨询的基础上，对高风险的妊娠进行产前诊断，如果确认为正常胎儿则继续妊娠至足月生产，如果确认胎儿患有一种遗传病则选择性流产，这是预防遗传病患儿出生的有效手段（见本章第一节）。

五、遗传咨询

遗传咨询（genetic counselling）也叫遗传商谈，是指对遗传病患者及其家属所提出的有关疾病问题，由医生或从事医学遗传学的专业人员就该类疾病的发病原因、遗传方式、诊断、治疗和预后，以及患者同胞、子女复发风险等问题进行解答，并提出建议和指导，以供患者或其家属参考。

目的是确定遗传病患者和携带者，并对其后代患病的危险率进行预测，以便商谈应采取的预防措施，减少遗传病患儿的出生，降低遗传病的发病率，提高人群遗传素质和人口质量。20世纪70年代以来，遗传咨询不但已受到社会各个方面的重视，而且在欧美、日本等地都建立了遗传咨询专门机构，我国近年来在长沙、北京、上海、南京等地都建立了遗传咨询门诊，为人们解答疑问，诊断、预防各种遗传病，为提高人口素质做出了贡献。

（一）遗传咨询的种类及内容

1. 婚前咨询

婚前咨询主要涉及的问题是：①本人或对方家属中的某种遗传病对婚姻的影响及后代健康估测；②男、女双方有一定的亲属关系，能否结婚，如果结婚对后代的影响有多大；③双方中有一方患某种疾病，能否结婚，若结婚是否传给后代。

2. 产前咨询

产前咨询是已婚男女在孕前或孕后前来咨询，一般提出的问题是：①双方中一方或家属为遗传病患者，生育子女是否会患病，患病机会大小；②曾生育过遗传病患儿，再妊娠是否会生育同样患儿；③双方之一有致畸因素接触史，会不会影响胎儿健康。

3. 一般咨询

一般咨询常遇到的问题是：①本人有遗传病家族史，这种病是否会累及本人或子女；②习惯性流产是否有遗传方面原因，多年不孕的原因及生育指导；③有致畸因素接触史，是否会影响后代；④某些畸形是否与遗传有关；⑤已诊断的遗传病能否治疗等。

（二）遗传咨询的主要步骤

1. 准确诊断

准确诊断是遗传咨询的第一步，也是最基本和很重要的一步。因为只有诊断后，才能很好地了解病因、预后与治疗，同时准确诊断也能为分析遗传方式与计算再发风险打下基础。

遗传病的诊断主要是通过病史、家族史的咨询和调查来绘制系谱图，再通过临床诊断、染色体检查、生化与基因诊断、杂合体检查、皮纹检查及辅助性仪器检查等方法，尽力做出明确的诊断。

2. 确定遗传方式

大多数遗传病的遗传方式是已知的，因此确定诊断后，随之也就能了解该病的遗传方式。但对于有表型模拟和遗传异质性的疾病，通过家系调查，分析遗传方式，是遗传咨询中极为重要的、不可缺少的步骤。例如两例视网膜色素变性患者，一例在连续几代的垂直传递中，有父一子传代，可确定为常染色体显性遗传；另一例为女性患者，父母正常，但为表兄妹通婚，其兄妹两人中已有一人发病，则极可能为常染色体隐性遗传。

3. 对再发风险的估计

不同种类的遗传病，其子代的再发风险率均有其各自独特的规律，在明确诊断、确定遗传方式以后，就可分别计算再发风险率。

（1）遗传病再发风险的一般估计（见前各章节）。

（2）Bayes 法估计　Bayes 法估计是 Bayes 定理（又称逆概率定律）在遗传病再发风险

估计中的应用方法。在遗传咨询中若夫妇双方或一方的基因型根据家系所提供的信息不能肯定，而家系中又提供有其他信息。如正常孩子数、外显率、实验检查的有关数据、年龄等，这些信息都可否定或确定带有某种基因的可能性，这时要估计未发病子女或以后出生子女的再发风险率则可根据 Bayse 逆概率定律计算。首先要确定前概率和条件概率，在此基础上计算出联合概率和后概率。后概率就是各项条件下得出的携带者概率，由此再得出子代发病的危险率。这样特定遗传情况下算出的危险率更准确些。

① 前概率（prior probability）。是按照有关遗传理论或遗传病的遗传方式列出有关成员可能具有的基因型以及产生这种基因型的分离概率，此分离概率是根据孟德尔分离律得出的理论概率。

② 条件概率（conditional probability）。条件概率要从系谱中提供的遗传信息来确定，如已知家庭成员的健康状况、正常子女数、患儿数、发病年龄、实验检查结果等。在上述这些情况下有关人员不发病的概率即为条件概率。

③ 联合概率（joint probability）。是某一种基因型前提下前概率和后概率所证明的两个事件同时出现的概率，即前概率与条件概率的乘积。

④ 后概率（posterior probability）。是每一假设条件（每一基因型）下的联合概率除以所有假设条件下各基因型联合概率之和，即联合概率的相对概率。

在进行不规则显性遗传病发病风险估计时，可运用 Bayes 定理。如有一妇女 II_1，表现型正常，其父为视网膜母细胞瘤患者，她前来咨询，婚后孩子是否会患视网膜母细胞瘤？（视网膜母细胞瘤为常染色体不规则显性遗传，外显率为 70%。）

由系谱可知 II_1 的基因型不能肯定，故按 Bayes 定律来计算后代的发病风险。因 II_1 的父亲患病，因此 II_1 是 Aa 的前概率为 1/2，II_1 是 aa 的前概率也是 1/2。由于视网膜母细胞瘤的外显率为 70%，在 II_1 是 Aa 时未发病的条件概率是 30%，在 II_1 是 aa 时不发病的条件概率为 1，因此，可计算出 II_1 在两种假设情况下的联合概率和后概率（表 8-4）。

表 8-4　视网膜母细胞瘤家系中 II_1 是杂合体的规律

概　　率	II_1 是杂合体（Aa）	II_2 是纯合体（aa）
前概率	1/2	1/2
条件概率	0.3	1
联合概率	0.5×0.3＝0.15	0.5×1＝0.5
后概率	0.15/(0.15＋0.5)＝0.23	0.5/(0.15＋0.5)＝0.77

II_1 是杂合体的概率为 0.23，所以她婚后所生患儿的风险为 $0.23 \times 70\% \times 1/2 = 8.05\%$，由此例可知，在这个不规则遗传病家系发病风险的估计中，外显率为一个特定条件。

4. 提出对策和措施

计算出再发风险率后，就可在此基础上对遗传病患者及其家属提出对策和措施，供其参考与选择。这些对策包括：①产前诊断。在先证者所患遗传病较严重且难于治疗，再发风险高，但患儿父母又迫切希望有一个健康孩子的情况下，可运用产前诊断，进行选择生育。②冒险再次生育。在先证者所患遗传病不太严重且只有中度再发风险（4%～6%）时，可以做出此项选择。③不再生育。对一些危害严重、致残的遗传病，目前尚无有效疗法，也不能进行产前诊断，再次生育时的再发风险很高，则劝其放弃生育。④过继或认领。对一些危害严重且致残或致死的遗传病，不宜生育，但又迫切希望有一个健康孩子者，可采取这种对策。⑤人工授精。一对夫妇婚后生出了严重的常染色体遗传病患儿，且丈夫患严重的常染色体遗传病，或丈夫为染色体易位的携带者，再次生育时再发风险高，又无产前诊断方法。这时可采取人工授精。⑥借卵怀胎。如果第5项中的情况发生于一对夫妇中的妻子，可由供卵者提供卵子，与丈夫的精子在体外进行人工授精，再植入妻子的子宫中，可望得到一个健康的孩子。

5. 随访和扩大咨询

为了确证咨询者提供信息的可靠性，观察遗传咨询的效果和总结经验教训，有时需要对咨询者进行回访，以便改进工作。如果从全社会或本地区降低遗传病发病率的目标出发，咨询医师应利用随访的机会，在扩大的家庭成员中，就某种遗传病的传递规律、有效治疗方法、预防对策等方面，进行解说、宣传，了解家庭其他成员是否患有遗传病，特别是查明家庭中的携带者，可以扩大预防效果。

在扩大的家庭遗传咨询（expanded familial genetic counseling）中，确认携带者是一个关键的问题，对 XR 病、染色体易位疾病的预防，更有决定性的作用。例如，XR 病中，假性肥大性肌营养不良症（DMD）是一种致残和致死的疾病。一位妇女生出了 DMD 患儿，如果家庭中再无 DMD 患者，她不一定是携带者，因为这个患儿更可能是经突变而新生的。如果她的兄弟之一是肯定携带者，她婚后将有生出 DMD 患儿的风险。为了预防 DMD 在这个家庭中的发生，凡有可能是携带者的人都应做磷酸肌酸激酶（CPK）活性检查或是 DNA 的检测，如果证实并非携带者，她将来就不会生 DMD 患儿；如果确认为携带者，将来婚后生育时应做产前诊断，保留女胎，选择性流产男胎，即可以预防该病在这个家庭中的发生。

第三节　遗传病的治疗

医学遗传学的发展使临床诊断和临床检测技术迅速提高，人们对人类遗传病的研究已经取得了许多重要成果。特别是重组 DNA 技术在医学中的广泛应用，使遗传病的治疗有了突破性的进展，已从传统的手术治疗、饮食疗法、药物疗法等跨入了基因治疗，为遗传病根治开辟了广阔的前景。

一、传统的遗传病的治疗方法

（一）手术治疗

当遗传病发展到已出现各种临床症状尤其是器官组织已出现了损伤，应用外科手术的方法对病损器官进行切除、修补或替换，可有效地减轻或改善症状。

1. 手术矫正

外科手术矫正是手术治疗中的主要手段。对遗传病所造成的畸形可用手术进行矫正或修补，例如修补和缝合唇裂、腭裂，矫正先天性心脏畸形及两性畸形等。对某些先天性代谢病可以手术的方法调整体内某物质的生化水平。例如高脂蛋白血症Ⅱa型患者进行回肠-空肠旁路手术后，肠道中胆固醇吸收减少，使患者体内胆固醇水平下降。

2. 器官和组织移植

根据遗传病患者受累器官或组织的不同情况，结合免疫学研究与技术的不断深入，免疫排斥问题得到控制,有针对性地进行组织或器官的移植是治疗某些遗传病的有效方法。例如,对家族性多囊肾、遗传性肾炎等进行肾移植,肾移植也是迄今最成功的器官移植;对重型β型地中海贫血和某些遗传性免疫缺陷患者施行骨髓移植术;对胰岛素依赖型糖尿病进行胰岛细胞移植术;对遗传性角膜萎缩症患者施行角膜移植术以及对黏多糖代谢障碍所致的黏多糖沉积病患者实施白细胞或成纤维细胞移植等都可以收到一定的治疗效果。

由于成功的同种异体移植可以持续提供所缺乏的酶或蛋白质,因此,对于某些先天性代谢病进行器官移植而达到治疗目的越来越受到重视。例如,$α_1$-抗胰蛋白酶缺乏症患者在进行肝移植治疗后,可使血中的$α_1$-抗胰蛋白酶达到正常水平;通过肾移植可以治疗胱氨酸尿症。由于移植物能提供正常的酶原,所以这种移植又称酶移植(enzyme transplantation)。

(二)药物治疗

药物治疗可以在胎儿出生前进行,这时可以大幅度地减轻胎儿出生后的遗传病症状。例如,产前诊断如确诊羊水中甲基丙二酸尿症,该病会造成新生儿发育迟缓和酸中毒,在出生前和出生后给母体和患儿注射大量的维生素B_{12},能使胎儿或婴儿得到正常发育。此外,对确诊为维生素B_2依赖型癫痫的胎儿,给孕妇服用维生素B_2,胎儿出生后可不出现癫痫。

对于某些遗传病,采用症状前药物治疗也可以预防遗传病的病症发生而达到治疗的效果。如发现新生儿甲状腺功能低下,可给予甲状腺素制剂终身服用,以防止其发生智能和体格发育障碍。对于苯丙酮尿症、枫糖尿症、同型胱氨酸尿症或半乳糖血症等遗传病,如能通过筛查在症状出现前做出诊断,及时给予治疗,可获得最佳效果。

若在出生后,当遗传病发展到各种症状已经出现时,机体器官已经受到损害,这时治疗的作用就仅限于对症。药物治疗的原则可以概括为"去其所余,补其所缺"。

1. 去其所余

对于一些因酶促反应障碍,导致体内贮积过多的代谢产物,可使用各种理化方法将过多的毒物排除或抑制其生成,使患者的症状得到明显的改善,称为去余。主要方法包括:应用螯合剂,应用促排泄剂,利用代谢抑制剂,血浆置换或血浆过滤,平衡清除。

2. 补其所缺

对有些遗传病是因为某些酶缺乏而不能形成机体所必需的代谢产物,如给予补充,即可使症状得到明显的改善,达到治疗目的,即称补缺。例如,先天性无丙种球蛋白血症患者,给予丙种球蛋白制剂,可使感染次数明显减少。对于某些因X染色体畸变所引起的女性疾病,可以补充雌激素,使患者的第二性征得到发育,也可以改善患者的体格发育。垂体性侏儒症患者可给予生长激素治疗。先天性肾上腺皮质增生症患者可用类固醇激素予以治疗。糖尿病患者注射胰岛素等均可使症状得到明显的改善。但这种补充常需终身进行才能维持疗效。

3. 酶疗法

遗传性代谢病通常是由于基因突变造成酶的缺失或活性降低,可用酶诱导和酶补充的方法进行治疗。

(1)酶诱导治疗 在某些情况下,酶活性不足不是结构基因的缺失,而是其表达功能"关闭",可使用药物、激素和营养物质使其"开启",诱导其合成相应的酶。

(2)酶补充疗法 给患者体内输入纯化酶制剂是酶补充疗法的重要途径。

4. 维生素疗法

有些遗传代谢病是酶反应辅助因子（如维生素）合成不足，或者是缺乏的酶与维生素辅助因子的亲和力降低，因此通过给予相应的维生素可以纠正代谢异常。例如，叶酸可以治疗先天性叶酸吸收不良和同型胱氨酸尿症；生物素可以用于治疗混合型羧化酶缺乏症和丙酸血症等。近年来，在临床上应用维生素C治疗因线粒体基因突变引起的心肌病有一定的疗效。

（三）饮食疗法

饮食疗法治疗遗传病的原则是禁其所忌，即对因酶缺乏而造成的底物或中间产物堆积的患者，制定特殊的食谱或配以药物，以控制底物或中间产物的摄入，减少代谢产物的堆积，达到治疗的目的。可以在产前或现症患者中治疗。例如遗传病饮食治疗第一个获得成功的例子是对患有半乳糖血症风险的胎儿，在孕妇的饮食中限制乳糖和半乳糖的摄入量而代以其他的水解蛋白（如大豆水解蛋白），胎儿出生后再禁用人乳和牛乳喂养，患儿会得到正常发育。用低苯丙氨酸饮食法治疗苯丙酮尿症患儿，治疗后患儿体内苯丙氨酸明显减少，症状得到缓解。减少患者对所忌物质的吸收是饮食疗法的另一条途径。

二、基因治疗

基因治疗（gene therapy）作为治疗疾病的一种新手段，正愈来愈受到人们的重视和关注。所谓基因治疗就是运用重组DNA技术，将具有正常基因及其表达所需的序列导入到病变细胞或体细胞中，以替代或补偿缺陷基因的功能，或抑制基因的过度表达，从而达到治疗遗传性或获得性疾病的目的。

（一）基因治疗的种类和方法

基因治疗根据靶细胞的类型可分为生殖细胞基因治疗和体细胞基因治疗。具体的方法概括起来主要有下列几种。

1. 基因修正（原位修位）

基因修正（gene correction）指将致病基因的突变碱基序列纠正，而正常部分予以保留。

2. 基因替代

基因替代（gene replacement）指去除整个变异基因，用有功能的正常基因取代之，使致病基因得到永久地更正。传统上所谓基因治疗实际上就是指基因替代疗法，就像外科移植手术一样。

3. 基因增强

基因增强（gene augmentation）指将目的基因导入病变细胞或其他细胞，目的基因的表达产物可以补偿缺陷细胞的功能或使原有的功能得到加强。近十年来已经发展了许多有效的方法可将目的基因导入真核细胞并获得表达，因而是目前较为成熟的方法。这一方案最适宜隐性单基因疾病的治疗。

4. 基因抑制和/或基因失活

导入外源基因去干扰、抑制有害的基因表达。例如，向肿瘤细胞内导入肿瘤抑制基因（如 Rb 或 p53），以抑制癌基因的异常表达。

5. 基因封条

利用反义核酸（RNA或DNA）封闭某些特定基因的表达，以达到抑制有害基因表达的目的。如反义RNA被誉为"基因封条"，能封闭mRNA，抑制基因的表达。

（二）适于基因治疗的遗传病

常被选择的、已经在临床上经过基因治疗获得疗效的少数几种疾病，有ADA、乙型血友病、家族性高胆固醇血症和囊性纤维变性等。尚有一类作为基因治疗候选疾病，如苯丙酮尿症、半乳糖血症、α_1-抗胰蛋白酶缺乏症等。对于某一疾病进行基因治疗的价值需要进行几方面的估价：①人群中的发病率；②疾病对病人的危害性；③患者对家庭和社会的影响；④其他治疗方面的可用性。基因治疗除用于上述遗传病外，对于癌症、心血管病、呼吸系统疾病、创伤愈合、神经系统疾病等方面具有不可估量的应用前景。

然而，基因治疗还在发展中，有许多问题还待克服，操作需谨慎。

第四节　优　生　学

优生是对人类的生育质量而言，它可以改进人类的遗传素质，使人类能够获得体质健康、智力优秀的后代。因此，开展优生工作，提高人口素质，是关系到家庭幸福、民族兴旺、国家昌盛的大事。

一、优生学的概念

优生学（eugenics）是研究使用遗传学的原理和方法以改善人类遗传素质的科学。为此，首先必须从宏观和进化的角度判定人类性状的优劣，决定取舍，然后，提出改进整个国家和社会人口遗传素质的途径和措施。

现代优生学的范围包括正优生学（positive eugenics）即演进性优生学（progressive eugenics）和负优生学（negative eugenics）即预防性优生学（preventive ergenics）。正优生学是研究维持和促进人群中有利（优良）基因频率的增长，主要措施有提倡优选生育、人工授精、试管婴儿、单性生殖、遗传工程等。负优生学是研究如何减少群体中有害的基因频率，减少遗传病的发生，它主要采取防范措施，如婚前检查、产前诊断、选择性流产、优生咨询及优生执法等。

二、优生的主要措施

在我国，目前主要实行负优生学，具体措施主要有以下几方面。

1. 开展优生咨询

优生咨询与遗传咨询程序相似。在进行优生咨询时除解答咨询者所提问题外，主要任务是向他们宣传优生知识和遗传学知识，提供有关优生的遗传学资料和应采取的优生学措施供咨询者参考。

2. 建立并推行优生优育法规

虽然优生优育的重要性已被全社会所关注，但牵涉到社会各个方面的优生工作还没有有效的法规所依，推行中还很困难。因此，应尽快建立行之有效的优生优育法规，以引起全社会的足够重视，保证优生优育工作的顺利进行。

3. 禁止近亲结婚

血缘关系越近，携带相同致病基因的可能性越大。近亲婚配比群体随机婚配所生子女的发病率要高几倍甚至几十倍。据统计，近亲婚配的后代中约有 8.1％ 有遗传缺陷，而一般群体不到 1％，所以避免近亲婚配是优生的有效措施之一。

4. 做好婚前检查

婚前检查是优生的重要一关，通过检查可以发现不宜结婚或生育等方面的疾病，从而及时得到科学的分析和指导，以便及时地处理和治疗，有利于后代和夫妻的身心健康，使婚姻和家庭更加和谐美满。

5. 提倡适龄生育

从妇产科学的角度看，女性最佳生育年龄在 25 岁左右。从青年男女的工作学习以及母子健康方面考虑，妇女的最佳生育年龄应是 25～29 岁，在这期间生育的子女健康的可能性最大，大于 35 岁或小于 20 岁都不利于胎儿的发育。

6. 加强孕期保健

父母的遗传素质虽然是优生的基础，但受孕后胚胎在母体内的发育是否良好，取决于母体健康状况这个胚胎发育的环境。因此，从受孕至临产前必须注意保护，特别前 3 个月尤其重要。包括孕妇的衣食住行，饮食营养及睡眠，切忌滥用药物，禁忌烟酒，更要防止辐射及细菌和病毒感染。还要避免其他环境因素对孕妇的健康和优生造成危害。

7. 进行产前诊断

产前诊断能够使一些遗传病患儿在出生前得到及时的诊断，从而能及时地采取相应措施，如选择性流产，防止有遗传缺陷患儿的出生。同时也能使一些可治性遗传病患儿得到出生前治疗或在出生后能及时得到治疗，使患儿能够正常发育。

练 习 题

一、填空题

1. 常用的基因诊断方法有 _____ 、 _____ 、 _____ 、 _____ 等。

2. 遗传病的预防主要抓好 _____ 、 _____ 、 _____ 三个环节。

3. 遗传病的传统治疗原则是： _____ 、 _____ 、 _____ 。

4. 基因治疗的具体方法主要有 _____ 、 _____ 、 _____ 、 _____ 、 _____ 等。

5. 产前诊断主要从 _____ 、 _____ 、 _____ 三个方面进行。

二、单项选择题

1. 不能进行染色体检查的材料有 _____ 。

A. 外周血　　　B. 排泄物　　　C. 绒毛膜　　　D. 肿瘤

2. 携带者检出的最佳方法是 _____ 。

A. 基因检查　　B. 生化检查　　C. 体征检查　　D. 家系调查

3. 羊膜穿刺的最佳时间在孕期 _____ 周时。

A. 2　　　　　B. 4　　　　　C. 10　　　　　D. 16

4. 目前，遗传病的手术疗法主要包括 _____ 。

A. 手术矫正和器官移植　　　　B. 器官组织细胞修复

C. 克隆技术　　　　　　　　　D. 推拿疗法

5. 目前，饮食疗法治疗遗传病的基本原则是 _____ 。

A. 少食　　　　B. 补其所缺　　C. 口服维生素　　D. 禁其所忌

6. 应用遗传学原理和方法以改善人类遗传素质的科学叫 _____ 。

A. 优生学　　　B. 优育学　　　C. 优教学　　　D. 遗传学

7. 在先证者所患遗传病较严重且难于治疗，再发风险高，但患儿父母又迫切希望有一个健康的孩子的情况下，可运用 _____ 。

A. 产前诊断　　B. 遗传咨询　　　C. 产前咨询　　　D. 婚前咨询

8. 对一些危害严重、致残的遗传病，目前尚无有效疗法，也不能进行产前诊断，再次生育时的再发风险很高，宜采取的对策是_____。

A. 遗传咨询　　B. 出生后诊断　　C. 人工授精　　　D. 不再生育

9. 一对夫妇婚后生出了严重的常染色体遗传病患儿，或丈夫患严重的常染色体病，或丈夫为染色体易位的携带者，而且生出了遗传病患儿，再次生育时再发风险高，又无产前诊断方法，这时可采取对策是_____。

A. 人工授精　　B. 不再生育　　　C. 冒险再次生育　　D. 产前诊断

10. 大多数三体综合征的发生与母龄呈正相关，即随着母亲年龄增大卵巢开始退化，从而导致卵细胞形成过程中_____。

A. 母亲高发染色体不分离之故　　　B. 父亲高发染色体不分离之故

C. 有丝分裂染色体不分离　　　　　D. 一个卵细胞与两个精子受精之故

11. 生化检查主要是针对_____的检查。

A. 病原体　　　B. DNA　　　　C. RNA　　　　D. 蛋白质和酶

三、问答题

1. 遗传病诊断的实验室检查主要有哪些方法？

2. 进行遗传病治疗总的原则是什么？其药物治疗的原则是什么？

3. 何谓产前诊断？其方法主要有哪些？

4. 简述携带者检出的意义及主要方法？

5. 进行遗传病预防，主要有哪些有效的措施？

6. 何谓优生学？实行优生主要采取哪些措施？

阅读材料

三代 "试管婴儿"

随着生育知识的普及，"试管婴儿"早已被人们所熟知。但是，读者不一定知道，始于20世纪70年代的"试管婴儿"，如今已经衍生了三代不同的技术。

第一代"试管婴儿"正确的称呼应该是体外授精和胚胎移植，"试管婴儿"只是俗称。事实上，胚胎和婴儿并不是在试管中培养出来的，而是将卵子和精子先分别在玻璃器皿中培育两天，然后让卵子受精，待受精卵分裂成有4～8个细胞的早期胚胎，再移植入人的子宫内继续生长发育直至分娩。在临床上，第一代"试管婴儿"应用最多，目前全球已诞生了数十万"试管婴儿"。第一例"试管婴儿"是1978年出世的，名叫露易丝·布朗，现已是一位亭亭玉立的大姑娘。第一代"试管婴儿"主要适合于输卵管堵塞、子宫内膜异位症等引起的不孕症患者。

　　第二代"试管婴儿"正确的称呼是胞质内单精子注射。这是一种精确而细巧的技术，需要在显微镜下操作：卵子被一个特殊的固定器固定着，然后用纤细的针管吸取一个精子，并穿透卵细胞外面的透吸带和卵细胞膜；待穿刺针头进入细胞质，即将精子注入卵子的细胞质内，使之发育成有4～8个细胞的早期胚胎；再将胚胎移植到人的子宫内继续生长发育，直至分娩。第二代试管婴儿是1993年在比利时首先试验成功的，主要适用于少精或无排精，但精曲管内有少量精子者。通过穿刺可吸出1～2个精子，就可能解决男性的不育问题。

　　第三代"试管婴儿"实际是胚胎着床前的遗传诊断。与第一、第二代"试管婴儿"一样，要经过体外授精获得胚胎。当胚胎发育到4～8个细胞的小胚胎时，在显微镜下取出1或2个细胞（医学上通常称为分裂球）进行遗传学检查，并保持其完整性。如果明确胚胎没有遗传病，再将它移植到人的子宫内，使之继续生长发育。此法在1989年已取得成功，可用于胚胎移植前明确遗传性疾病的有无，这大大提高出生后婴儿的质量。当然，这说说容易，做起来却十分困难。

　　三代"试管婴儿"对解决女性不孕和男性不育，以及预防遗传性疾病起到了一定的作用。但是，任何事情均有它的两面性，三代"试管婴儿"也各有千秋。

第九章　临床常见遗传病

为了扩展知识，更好地开展遗传咨询为实际工作提供指导和资料，现对临床常见的遗传病，按主要病患系统编排且就其临床表现、遗传规律、诊断和防治进行简单叙述。

第一节　神经系统

1. 小头畸形

【临床表现】 头比正常同龄人小，头颅外形特殊，头顶尖小，前额狭小、低平，枕部扁平。神经发育受到影响，出现智力低下、情绪不稳、口齿不清，逐步出现运动性共济失调、惊厥发作以及锥体束等症。

【遗传规律】 多为常染色体隐性遗传，有少数为常染色体显性遗传。

【诊断】 根据小头畸形特征，配合影像技术诊断。也可进行产前诊断。

【防治】 没有特殊的治疗方法，针对不同症状进行不同处理。

2. 先天性脑积水

【临床表现】 脑脊液循环障碍而致积聚，脑室扩大，颅内压增高。不同个体间差异大，轻者表现轻度的脑积水，而重症者可因严重脑积水而导致产前或围生期死亡。主要表现头颅胀大，且呈非正常性进行性增长，伴有智力低下以及其他因脑积水压迫神经组织而引起的各种神经系统临床表现。

【遗传规律】 表现为遗传综合征特征。

【诊断】 B型超声波产前诊断。出生后可通过影像技术检查。

【防治】 进行遗传咨询和产前诊断。部分病例可因脑脊液的分泌和吸收自趋平衡使病情稳定，必要时进行手术治疗。

3. 脊柱裂

【临床表现】 脊椎管部分未闭合。轻者仅椎管缺损而脊髓正常，无神经系统症状。重者脊髓膨出，可出现脑积水和神经系统症状，如下肢瘫痪、大小便失禁、死亡。

【遗传规律】 多基因遗传。

【诊断】 临床症状及X线检查。

【防治】 遗传咨询和产前诊断。甲胎蛋白含量升高可作为检测指标，脊髓脊膜膨出者宜手术治疗。

4. 癫痫

【临床表现】 依病因不同可分为遗传性和继发性。遗传性癫痫包括原发性强直-阵挛性发作（大发作）、失神性发作（小发作）、良性局限性癫痫伴中央棘波灶、原发性肌阵挛性癫痫，这类癫痫预后普遍较好。继发性癫痫见于脑损伤、结构异常、先天性脑畸形或半球萎缩等脑的器质性病变，也可见于代谢性异常。典型临床症状为发作性昏迷及全身抽搐。发作时意识突然丧失，突然倒地，四肢抽搐，呈强直、阵挛，牙关紧闭，两眼上翻，口唇发绀，瞳孔放大，大小便失禁。数分钟后发作停止，呼吸恢复，口喷白沫，意识一时性模糊，对发作不能回忆。发作前先兆可有可无，各类型发作症状稍有不同。

【遗传规律】 遗传方式有人认为是常染色体显性遗传，伴不完全外显，也有人认为是多基因遗传。

【诊断】 根据详细病史资料进行体格检查、神经系统检查，尤其是脑电图和头部 CT 检查，判断并找出症因。

【防治】 避免诱发因素。针对不同类型癫痫选用不同治疗药物。

5. 小脑遗传性共济失调症

【临床表现】 本病因病变部位不同可分为几种类型，其中遗传性痉挛性共济失调症为较多见的一种。具体症状首先出现步态不稳，以后两手笨拙，有意向性震颤，不能完成精细动作，肌张力过度，腱反射亢进，说话口齿不清、顿挫断续。有些患者还可有视神经萎缩、眼肌麻痹、吞咽困难等脑神经障碍。

【遗传规律】 常染色体显性遗传。

【诊断】 根据临床症状和家族遗传史诊断。

【防治】 无特殊治疗，主要加强功能训练，防止废用性萎缩。

6. 亨廷顿（Huntington）舞蹈病

【临床表现】 又称慢性进行性舞蹈病，是基底神经节和大脑皮质的变性病。最初症状为进行性动作笨拙、不安、不能做精细动作，间歇性出现耸肩、手指抽搐，并逐渐扩展到全身肌肉的不自主动作，颜面表现多种多样，如挤眉弄眼、撅嘴吐舌、耸鼻。上下肢不自主屈伸以及躯干、头部的不自主扭动导致不能独坐和行走，甚至突然倒地。不自主运动在睡眠时完全消失，在情绪紧张时加重。常 30 岁后起病，病程 10～15 年，最后以痴呆、卧床不起并发感染而死亡。

【遗传规律】 常染色体显性遗传。

【诊断】 不难诊断，根据家族遗传史，中年起病，舞蹈样动作进行性加重，进行性痴呆及头颅 CT 检查发现脑萎缩。症状前鉴定已在研究阶段。

【防治】 对患者应限制生育，并对其家族做遗传咨询。可用多巴胺受体拮抗剂治疗。

7. 精神分裂症

【临床表现】 简称分裂症，是最常见的一种精神病。患者由遗传因素和环境因素共同作用导致思维情感障碍，并有矛盾症状和内向性。有些患者还出现幻觉、妄想、行为障碍等。

【遗传规律】 多基因遗传。

【诊断】 根据临床特征诊断。

【防治】 主要是药物治疗，常用氯丙嗪、氯氮平、奋乃静和氟哌啶醇。以最小剂量能控制精神病症状为原则。预防措施是早诊断、早治疗和预防复发，开展遗传咨询。

8. 躁狂抑郁症

【临床表现】 又称情感性精神病。以情感障碍为主，先躁狂后抑郁，病程中两者可相互交替。可表现为情绪高涨与兴奋，也可表现为抑郁与焦虑，常伴有自杀倾向。

【遗传规律】 常染色显性遗传、X 连锁显性遗传及多基因遗传多种可能遗传方式，存在异质性。

【诊断】 根据临床症状诊断，诊断要点：一是精神症状以情感高涨或低落为主，并伴有思维加速或缓慢，行为增多或减少；二是青壮年发病，反复发作，有间隙的缓解期；三是无阳性的躯体和神经系统的体征；四是家族史作参考。

【防治】 主要为药物治疗。

9. 家族性震颤麻痹（帕金森病）

【临床表现】 本病起病多缓慢，逐渐增剧。主要症状为震颤、肌张力增高及运动障碍。常静止时发生，情绪激动时加重，睡眠时消失。患者因肌张力过高出现一侧或两侧肢体发硬、不灵活，走路呈慌张步态，面部发呆成面具脸。

【遗传规律】 常染色体显性遗传病，外显不完全，有人认为是多基因遗传病。

【诊断】 根据典型的震颤、强直、运动减少、"面具脸"、"慌张步态"、躯干俯屈及行走时上肢无前后摆动或减少等诊断。

【防治】 给予抗胆碱能药。但对有些病人疗效不佳。

第二节 肌 肉 系 统

1. 假性肥大性肌营养不良症

【临床表现】 又称 Duchenne 型肌营养不良（DMD），为进行性肌营养不良中最常见、发展最快、预后最差的类型。在 1 岁内抬头、坐等均正常。开始站立和行走时发生困难，首先影响骨带肌肉，以后累及肩胛带肌肉。肌张力低；行走摇晃、笨拙、似鸭行步。双臂前撑时出现肩胛骨突起呈"翼状肩"。从仰卧位起立时需先翻转为俯卧，双手撑起，再扶小腿、大腿缓缓站立，有时不能成功。常伴随假性腓肠肌、三角肌、舌肌肥大。腱反射减弱或消失，面肌和手肌不受损害。大多到 10 岁时已不能行走，最终卧床不起，并发痉挛、挛缩、褥疮、肺炎，在 20 岁前后死亡。

【遗传规律】 X 连锁隐性遗传，个别有常染色体隐性遗传。

【诊断】 诊断可根据临床症状和体征、血清磷酸肌酶增高、肌电图、肌活检进行。

【防治】 检出携带者，避免生育男孩。对症治疗。目前已可初步进行基因产前诊断。

2. 先天性肌强直症

【临床表现】 表现为普遍性肌强直和肌肥大。病人肢体僵硬、动作笨拙、静止不动或在寒冷环境中症状加重，但不依赖冷环境。各种动作发生后要较长时间才能恢复原状。如发笑后面部表情肌不能及时收敛而固定笑的面容。反复运动可暂时减轻症状。

【遗传规律】 常染色体显性遗传，外显率高，少数为常染色体隐性遗传。

【诊断】 根据家族史及典型症状、肌电图诊断。

【防治】 注意保暖，可选用苯妥英钠、普鲁卡因酰胺等药物治疗。

3. 强直性肌营养不良症

【临床表现】 具有肌强直、肌萎缩和无力。

【遗传规律】 常染色体显性遗传，外显率高。

【诊断】 根据肌强直和肌萎缩、脑脊液蛋白增高可做出诊断。

【防治】 对症治疗，主要药物为苯妥英钠、普鲁卡因酰胺、奎宁等。

第三节　心血管系统

1. 室间隔缺损

【临床表现】　室间隔缺损是较常见的先天性心脏病。缺损小者稍感疲乏，中至大型室间隔缺损有消瘦、乏力、气促、多汗等症状，喂养困难，易患肺炎及心力衰竭，根据胚胎发育情况可将室间隔缺损分内膜部缺损、漏斗缺损和肌部缺损三大类型。

【遗传规律】　单纯室间隔缺损多呈多基因遗传，单基因遗传的包括有常染色体显性遗传和常染色体隐性遗传。也还有染色体畸变引起的室间隔缺损，主要见于三体（8、9、13、21和 22 三体）及某些缺失（4p⁻、5p⁻、19q⁻、18q⁻）综合征。

【诊断】　根据病史、体征，再结合 X 线、心电图、超声心动图、心导管检查和造影，可明确诊断。

【防治】　控制肺部感染及心力衰竭并发症，适时外科手术。

2. 房间隔缺损

【临床表现】　房间隔缺损又称房缺，以女性多见，男女之比约为 1：2～1：4。可分原发型（第一孔）缺损、继发型（第二孔）缺损，以后者多见。年龄小、缺损也小者，一般无自觉症状，仅在体检时发现心脏杂音。缺损大、分流量也大的，在幼儿期可反复发作肺炎，可因体循环不足影响生长发育，出现乏力、多汗、运动后呼吸困难、心悸等。症状加重时可出现心力衰竭、阵发性心动过速、心房颤动等。

【遗传规律】　多为多基因遗传，少数为单基因遗传，也有染色体畸变，如 21、22、8 号染色体三体，4p⁻、5p⁻、14q⁻、X0、XXXXY 综合征。

【诊断】　典型者 X 线检查、心电图检查、心导管检查可确诊。不典型者应与室间隔缺损、肺动脉瓣狭窄、原发性肺动脉扩张和原发性肺动脉高压相鉴别。

【防治】　施行缺损修补术，伴心衰者按心衰常规处理，预后效果好。

3. 法洛四联症

【临床表现】　法洛四联症是一种常见的先天性心脏病，由 4 种畸形组成，即肺动脉狭窄、室间隔缺损、主动脉骑跨、右心室肥厚。男女之比为 3：2。患者出现呼吸困难，紫绀，杵状指（趾），喜蹲踞，发育障碍，活动耐力差，头痛，头晕，昏厥，抽搐等。症状在很大程度上取决于肺动脉狭窄的程度，狭窄愈重，临床表现愈重。

【遗传规律】　有常染色体显性遗传、常染色体隐性遗传，多数为多基因遗传。

【诊断】　主要依靠超声心动图和心血管造影。

【防治】　预防脱水以免因血液过分黏稠而导致血栓形成，预防和治疗细菌性心内膜炎。缺氧发作时可给予吗啡、普萘洛尔等药物。根据病情选择适当年龄进行手术。

4. 家庭性高胆固醇血症

【临床表现】　本病主要表现是胆固醇沉积于血管壁造成的动脉粥样硬化和黄瘤。黄瘤常见的有腱黄瘤、皮肤黄瘤、脸黄瘤和扁平黄瘤，黄瘤可见于心瓣膜，造成主动脉瓣和二尖瓣狭窄，35 岁以下的人出现角膜环是唯一早期体征。

【遗传规律】　不完全外显。

【诊断】　实验室检查血脂即可诊断。

【防治】 饮食疗法，限制胆固醇的摄入量。基因疗法，植入一个正常的 *LDL* 受体基因。

5. 原发性高血压

【临床表现】 主要表现为动脉血压增高，可分为缓进型和急进型两类。缓进型早期常有头痛、头晕、心悸、失眠、耳鸣、眼花、健忘和易疲劳等。后期由于小动脉硬化及大、中动脉粥样硬化引起脑、心、肾等器官的供血不足。神经系统有眩晕、项强、肢体麻木和无力，容易并发脑出血和脑血栓形成。急进型则以视神经网膜病变及肾功能急剧减退为特点。病情迅速发展则最终出现高血压性脑病、脑血管意外、心力衰竭或尿毒症。

【遗传规律】 多基因遗传。

【诊断】 以世界卫生组织血压标准，测量血压，结合心、脑、肾等器官受累出现的化验和特殊检查诊断。

【防治】 一般治疗，包括低盐饮食、适当活动、禁烟限酒。药物治疗应按不同情况选用各种抗高血压药物及治疗并发症。

6. 家族性肥厚型心肌病

【遗传规律】 常染色体显性遗传。

7. 冠状动脉粥样硬化性心脏病

【遗传规律】 常染色体显性遗传。

8. 遗传出血性毛细血管扩张病

【遗传规律】 常染色体显性遗传。

第四节 血 液 系 统

1. 葡萄糖-6-磷酸脱氢酶（G6PD）缺乏症

【临床表现】 本病因红细胞内 G6PD 缺乏引起溶血性贫血，是溶血性贫血中最常见的一种。可分为两型，一型表现为非球形细胞溶血性贫血，即无诱因情况下，产生慢性轻中度贫血、黄疸、肝脾肿大、网织红细胞增多。二型是在有诱因存在时产生溶血，表现为急性血管内溶血，有发热、头痛、呕吐、腹痛、黄疸、血红蛋白尿、肝脾肿大等症状，严重者可发生脱水、酸中毒、休克、肾功能衰竭、死亡。二型较一型多见。

【遗传规律】 X 连锁遗传。

【诊断】 可进行实验室检验诊断，查探是否为遇药物诱发、进食蚕豆或因感染而引起的溶血性贫血以及病因未明的新生儿黄疸。还可直接进行分子诊断。

【防治】 患者避免进食蚕豆或与其花粉接触。停服诱发溶血的药物。输血，输液纠正水电解质失衡和酸中毒。

2. β型地中海贫血

【临床表现】 主要分为两型，β^0（完全不能产生 β 链）和 β^+（合成 β 链量不足）地中海贫血。

β型地中海贫血各种类型均表现为溶血性贫血，但病情程度各有不同，根据临床症状分重型和轻型两种。轻型贫血不明显，肝脾不大或轻度肿大，常由于感染、妊娠出现症状并加重。重型多见于小儿，表现严重贫血，肝脾肿大，出现髓外造血，面色苍白、黄疸，发育障碍，身材矮小，精神萎靡不振，反应迟钝，体弱乏力，易感染及发热，具有特殊的地中海贫血面容。

【遗传规律】 常染色体不完全显性遗传。

【诊断】 根据典型的临床表现及实验室检查可确诊。

【防治】 可产前诊断。轻型不需治疗，重型可输血，脾亢进者可切除脾，维持血红蛋白量大于 70g/L，并给予其他对症治疗。

3.镰形红细胞贫血

【临床表现】 本病是因基因突变导致血红蛋白 β 链第 6 位谷氨酸变成了缬氨酸而形成。在缺氧条件下，血红蛋白聚合成细长的结晶，使红细胞变成镰刀状，细胞膜变僵硬，失去原有变形性和柔韧性，无法通过微循环而引起局部缺氧、血黏稠度增加、毛细血管阻塞，进一步导致溶血性贫血和血栓的形成，出现腹痛，骨关节痛及休克，肝、脾早期肿大。

【遗传规律】 常染色体隐性遗传或不完全显性遗传。

【诊断】 患者血液用镰变试验出现阳性，可诊断。

【防治】 无根治办法，一般对症治疗，输血可起辅助作用。骨髓移植有治疗成功报道。

4.甲型血友病

【临床表现】 甲型血友病又称抗血友病球蛋白缺乏症或第Ⅷ因子缺乏症，是血友病中最常见的类型。另两类是乙型血友病（凝血因子Ⅸ缺乏）和丙型血友病（凝血因子Ⅺ缺乏）。三者临床表现相似，表现为凝血时间延长，具有轻微损伤或小手术后出血不止症状。尤以皮下血肿、关节、肌肉出血为常见。

【遗传规律】 X 连锁隐性遗传。

【诊断】 凝血时间延长，反复出血史。实验室检查，凝血因子Ⅷ促凝活性蛋白量减少。

【防治】 防止创伤，避免手术和肌内注射等。出血发作时输入新鲜血浆抗血友病球蛋白制剂。症状较轻者可服用合适药物提高因子Ⅷ浓度。

5.遗传性铁粒幼细胞性贫血

【遗传规律】 多数为 X 连锁隐性遗传。

6.恶性贫血

【遗传规律】 先天型属常染色体隐性遗传。

7.先天性全血细胞减少症

【遗传规律】 可能为常染色体隐性遗传。

8.不稳定血红蛋白病

【遗传规律】 常染色体显性遗传。

9.辅酶Ⅰ-高铁血红蛋白还原酶缺乏症

【遗传规律】 常染色体隐性遗传。

10.婴儿型遗传性粒细胞缺乏症

【遗传规律】 常染色体隐性遗传。

11.慢性肉芽肿病

【遗传规律】 X 连锁遗传；也可能为常染色体显性遗传。

第五节 呼 吸 系 统

1.支气管扩张

【临床表现】 由于支气管壁被破坏造成大内径（直径大于 2mm）支气管永久性扩张，表现为慢性多黏脓痰、咳嗽、咯血和反复发作肺炎。平卧时咳剧，晨起咯大量脓痰。反复发生的肺炎多固定于同一肺叶。

【遗传规律】 有人认为属不完全显性遗传或常染色体隐性遗传，还有待进一步确定。

【诊断】 经碘油造影可确诊，也可结合长期咳嗽，咳大量脓痰，反复咯血，下肺部持续湿啰音，杵状指，X 线检查有纹理增深、粗乱或伴卷发状阴影等临床症状诊断。

【防治】 病变局限者可手术切除，非局限者保守疗法，并用抗生素控制感染。

2. 支气管哮喘

【临床表现】 简称哮喘，因支气管痉挛、黏膜水肿、分泌物增多引起的气道广泛狭窄。发作前常有咳嗽、胸闷或连续喷嚏等先兆症状，急性发作时呈现气急、哮鸣、咳嗽、多痰等症状。以呼吸困难为主要特征，表现胸部胀满，呼吸运动减弱，甚至出现紫绀。胸部听诊呈普遍性弥漫性过清音，听诊两肺满布哮鸣音，每次发作历时数小时或数日才逐渐缓解。

【遗传规律】 多基因遗传。

【诊断】 依临床症状、发病史易诊断，患者的血嗜酸粒细胞、血清总 IgE 增高及痰中嗜酸粒细胞膜蛋白所组成物质在细支气管内塑型而成的黏液栓作辅助诊断。

【防治】 找出环境中的致敏原，避免接触或行脱敏治疗。哮喘发作时可用支气管扩张剂和抗感染治疗。

3. 原发性肺动脉高压

【临床表现】 是一种原因不明、肺动脉血压持久增高的疾病。

【遗传规律】 常染色体显性遗传。

【诊断】 右心导管检查可确诊。

【防治】 应用强心利尿剂改善右心功能，扩张肺血管。

4. 家庭性肺发育不全

【遗传规律】 可能为常染色体显性遗传。

5. 先天性肺淋巴管扩张

【遗传规律】 常染色体隐性遗传。

第六节　内分泌系统

1. 遗传性垂体性侏儒症

【临床表现】 遗传性垂体性侏儒症为一组由于遗传因素所致的原发性侏儒症，约占总的垂体性侏儒症的 60%～70%，其中垂体性侏儒症 I 型又称单纯性生长激素缺乏症，是最多见的一种。主要表现为躯体生长迟缓，多在 3 岁以后明显，骨骼发育不全，性器官不发育。第二特征缺乏，智力与年龄相称，面貌成熟如常人。

【遗传规律】 常染色体隐性遗传。

【诊断】 典型临床表现及实验室检查（生长激素测定及兴奋试验）可确诊。

【防治】 用生长激素进行周期性治疗，每周 3 次，用药 2 周停药 2 周，数月后减量；维持到达青春期时，用性激素补充治疗。

2. 家族性甲状腺肿

【临床表现】 本病是一组由于酶或受体缺陷所致先天性甲状腺激素合成代谢障碍并出现甲状腺肿大的疾病。具体表现为身材矮小，智能低下，不活泼，嗜睡，乏力，畏寒，皮肤粗糙苍黄，毛发稀少，眼间距宽，甲状腺肿大，心率较慢，肌腱反射过程延长。不同类型轻重表现各有差异。

【遗传规律】 常染色体隐性遗传。

【诊断】 甲状腺肿大，伴有不同程度的甲状腺功能低下。实验室检查结果 T_3、T_4 较低，TSH（促甲状腺激素）增高。

【防治】 患者终身服用甲状腺片。甲状腺明显肿大，有压迫症状，妨碍生活或出现结节疑有恶变时，可做甲状腺切除术。

3. 糖尿病

【临床表现】 典型症状为三多一少，即多饮多尿多食、体重减轻。糖尿病现分为胰岛素依赖型（Ⅰ型）和非胰岛素依赖型（Ⅱ型）。前者多发生于青少年，起病急，症状重，后者多发生于中老年，起病慢，症状轻，部分患者可无代谢紊乱症状。患者还可出现慢性合并症，如动脉硬化性心脑血管病，糖尿病性肾病，眼、神经、皮肤病变及慢性感染。重者易发生酮症酸中毒。

【遗传规律】 多基因遗传。

【诊断】 典型的三多一少症状，尿糖、血糖、尿酮阳性即可诊断。尿糖阴性时应检查葡萄糖耐量试验，可帮助确诊和分型。

【防治】 遵守糖尿病饮食食谱，减少糖的摄入，口服降糖药物，治疗合并感染。

4. 遗传性尿崩症

【临床表现】 本症属于特发性尿崩症，分为中枢性和肾性两型，主要症状是烦渴、多饮和多尿。患者大量排尿，若不及时补充水分，可迅速发生严重脱水，出现头痛、肌痛、心动过速、发育迟缓、乏力、体重减轻，重者可发生虚脱、失眠、昏迷、血压下降，甚至死亡。

【遗传规律】 中枢性属常染色体显性遗传和 X 连锁隐性遗传。肾性属 X 连锁隐性遗传，少数属于常染色体显性遗传。

【诊断】 凡遇多尿、烦渴、多饮及尿比重低可诊断。再结合禁水试验、高渗盐水试验或测定血管升压素水平可以确诊。

【防治】 无特殊治疗方法，一般对症治疗。

5. 地方性克汀病

【遗传规律】 多基因遗传。

6. 先天性肾上腺皮质增生症

【遗传规律】 常染色体隐性遗传。

7. 多发性内分泌腺瘤病

【遗传规律】 可能为常染色体显性遗传。

第七节 消化系统

1. 先天性肥大性幽门狭窄

【临床表现】 本病患者多出现于男婴，患儿常于出生后 3 周出现症状，主要表现为高位消化道梗阻，剧烈呕吐则呈喷射状，上腹部可见胃蠕动波和触到肥大的幽门肿块，且因营养不良日渐消瘦、失水、大便少。机体抵抗力下降。

【遗传规律】 多基因遗传。

【诊断】 根据典型呕吐病史及肥大的幽门肿块，可确诊。可疑者 X 线造影做辅助诊断。

【防治】 肯定患者应手术治疗，可做幽门肌切开术，部分胃切除加胃十二指肠吻合术。

2. 家族性结肠息肉

【临床表现】 本病通常 10～40 岁时在大肠逐渐形成很多腺瘤，大多为管状腺瘤。息肉开始为滴珠状隆起，随后逐渐增大，数目逐渐增多，布满肠壁以致阻塞肠腔，使整段肠腔无正常黏膜。主要症状是便血、腹泻，有时可有腹痛、黏液便，恶变可成结肠癌。

【遗传规律】 常染色体显性遗传。

【诊断】 依靠纤维或电子结肠镜及 X 线钡灌肠检查可直接看到大小不等的息肉。多数具有明显家族史。

【防治】 尽早切除病变部位以防癌变。对尚未发现息肉的家族成员，要定期检查。

3. 消化性溃疡

【临床表现】 主要症状是上腹部疼痛。发生于胃肠道与酸性胃液可接触到的任何部位，主要是胃和十二指肠。

疼痛具有规律性，多为空腹痛，进食后多缓解，疼痛多持续数天至数周，缓解期延续数周至数年。疼痛性质不很典型，为灼痛、钝痛或胀痛，常反复发作，有季节性和周期性。

【遗传规律】 多基因遗传。

【诊断】 上腹部疼痛，进食和服抗酸药可缓解，X 线检查、钡剂造影、胃镜检查可确诊。

【防治】 运用支持疗法，限制饮食，少食多餐。用抗酸药、镇静药和副交感神经拮抗药物治疗。必要时手术治疗。

4. 先天性巨结肠

【遗传规律】 多基因遗传。

5. 胰腺囊性纤维化

【遗传规律】 常染色体隐性遗传。

第八节 泌尿系统

1. 遗传性肾炎

【临床表现】 本病常于儿童期发病，小儿时多仅为无症状蛋白尿或反复发作的血尿，以后蛋白尿逐渐加重，到后期可有重度蛋白尿和持续性血尿。以慢性肾小球增生性肾炎为主要病理改变，有的表现为间质性肾炎或肾盂肾炎，最后均导致肾萎缩，常死于尿毒症。

本病男性患者较女性患者病情重。大部分伴有进行性神经性耳聋。

【遗传规律】 X 连锁显性遗传和常染色体显性遗传。

【诊断】 血尿和家族史（伴耳聋）为重要诊断线索，患者尿排出肾小球基膜抗原有助于诊断。

【防治】　治疗同慢性肾炎，无特异性方法，对症治疗中包括血液透析和肾移植。

2. 多囊肾

【临床表现】　本病可分婴儿型及成人型。婴儿型几乎均伴有肝脏病变，双肾显著增大，显微解剖显示囊肿为扩张的集合管。多数死于肾功能衰竭或并发症。成人型双肾增大，大小不规则的囊肿散在于皮质及髓质。夹杂有正常肾实质。主要表现腰、腹不适或疼痛，腹部肿块，肾功能衰竭，还可能有血尿、蛋血尿、高血压、多囊肝及颅内动脉瘤等。

【遗传规律】　常染色体隐性遗传（婴儿型）或常染色体显性遗传（成人型）。

【诊断】　肾功能异常，B超和X线及放射性核素检查有特异性的表现。

【防治】　以保护肾功能、防止感染为主，也可进行透析和肾移植。

3. 尿道下裂

【临床表现】　本病为先天畸形，是由于胎胚发育过程中尿生殖沟未能自后向前在中线完全闭合所造成，按尿道海绵体发育所到达的位置，分为阴茎头型、阴茎型、阴囊或会阴型。阴茎型最多见，阴囊和会阴型成为男性假两性畸形。

【遗传规律】　多为常染色体隐性遗传，少数为常染色体显性遗传。

【诊断】　依临床症状和尿道、膀胱镜检查诊断。

【防治】　手术治疗，矫正阴茎弯曲，修复尿道缺损部位。

4. 肾性糖尿病

【临床表现】　本病指血糖正常的情况下尿中出现葡萄糖。是由于近端肾曲小管对葡萄糖重吸收功能减低所致。一般无自觉症状，少数病例有轻度多饮、多尿、多食等症状，易误诊为糖尿病。

【遗传规律】　常染色体显性遗传或常染色体隐性遗传。

【诊断】　依尿糖阳性、血糖正常及家族史诊断。

【防治】　一般无须治疗，对尿糖排出量较多者应摄入高碳水化合物饮食。

5. 肾髓质囊性病

【遗传规律】　成人型呈常染色体显性遗传；儿童型呈常染色体隐性遗传。

6. Fanconi综合征

【遗传规律】　多呈常染色体隐性遗传。

7. 膀胱外翻

【遗传规律】　常染色体显性遗传。

第九节　生殖系统

1. 多囊卵巢

【临床表现】　本病患者FSH分泌不足，LH分泌过多，使卵泡膜增生和雄激素产生过多。临床表现为月经失调，继发性闭经（原发性闭经少见），无排卵，性功能失调，子宫出血，不育。因雄激素与游离睾酮水平高，导致毛囊异常增生，故表现为多毛，患者一般肥胖，个别伴有男性化。

【遗传规律】　常染色显性遗传。

【诊断】　表现持续月经不调、不育，伴多毛、肥胖，血清中睾酮、雄烷二酮、LH明显升高者可明确诊断。

【防治】 应用己炔雌二醇、糖皮质激素、醋酸甲孕酮、西咪替丁等可减少雄激素含量，改善多毛，恢复排卵。遗传咨询和婚育优生指导是有效的预防方法。

2. 睾丸女性化综合征

【临床表现】 患者属男性，具有通常的男性核型（46，XY），但有女性的外生殖器，女性化的乳房发育，盲端阴道。没有子宫和附件，睾丸在腹部或腹股沟内。少数患者有小阴茎和尿道下裂，乳房发育。许多患者缺乏阴毛、腋毛，头发浓密，颞部不出现秃发。表现常是妖娆的女性。由于缺陷在终末器官对雄激素无反应，故患者的胡须、声音和阴蒂对雄激素也无反应。

【遗传规律】 X 连锁隐性遗传。

【诊断】 凡具女性表型但原发性闭经，阴毛、腋毛稀少或缺如，阴道短，无子宫颈和子宫者可诊断。皮肤的成纤维细胞雄激素与细胞浆受体结合障碍可明确诊断。

【防治】 由于部分患者可发生睾丸肿瘤，因此青春期后应切除睾丸，并间歇性雌激素替代治疗维持乳房有足够的充盈度。阴道太短者可予以扩张。做好遗传咨询和婚育指导。

3. 脆性 X 染色体综合征

【遗传规律】 染色体畸变。

第十节　皮肤和结缔组织系统

1. 鱼鳞病

【临床表现】 鱼鳞病是皮肤干燥伴有鱼鳞状鳞屑的一组皮肤病。可分为常染色体显性遗传寻常型鱼鳞病、X 连锁隐性遗传寻常型鱼鳞病、层板状鱼鳞病和大疱性鱼鳞病，其中寻常型鱼鳞病最常见，出生 3 个月到 5 岁发病，表现为皮肤粗糙、干燥、角质增厚，呈淡褐色至棕褐色菱形或多角形鱼鳞状鳞屑。好发于四肢伸侧及背部，尤以小腿为甚。腋、肘等弯曲部位无损害，头皮及面部较少受累。X 连锁鱼鳞病多见于男性，其症状与寻常型鱼鳞病相似，常在 1 岁内发病，区别是肢体弯曲部位及头面部也累及。

【遗传规律】 寻常型鱼鳞病多数为常染色体显性遗传，少数为 X 连锁隐性遗传。层板状鱼鳞病为常染色体隐性遗传，大疱性鱼鳞病为常染色体显性遗传。

【诊断】 根据特殊形态的鳞屑改变可诊断。

【防治】 本病皮损冬季加重，夏季缓解，可用 15％尿素脂、硫磺水杨酸脂等外涂，严重者短期服用维生素 A 或维 A 酸。

2. 掌跖角化病

【临床表现】 掌跖角化病有不同的类型，其中弥漫性掌跖角化病最常见。病轻者仅有掌跖部皮肤粗糙，重者整个掌跖部呈弥漫性角化过度性硬斑块，呈黄色，半透明状，犹如胼胝，有时呈疣状增生。皮损边缘往往绕以红晕。皮肤角化常形成皲裂引起疼痛，且持续终身。

【遗传规律】 常染色体显性遗传。

【诊断】 皮损为角化性丘疹或斑块，主要发生在掌跖部位即可确诊。

【防治】 可口服维生素 A，外用 15％尿素脂、0.1％维 A 酸酯等。

3. 着色性干皮病

【临床表现】 本病系缺陷皮肤对日光，尤其是紫外线的刺激产生异常的反应。常在出生后 6 个月到 3 岁之间发病，主要表现为面、耳、颈、前臂、手背等暴露部位于日晒后发生充血性红斑，继而出现大小不等的雀斑样色素沉着斑。重者还会出现毛细血管扩张、局限性萎缩、疣状增生、浅表溃疡，最后可并发癌变。

【遗传规律】　常染色体隐性遗传。

【诊断】　暴露部位皮肤色素沉着，毛细血管扩张，角质化，对光敏感。自幼发病，有家族史可确诊。

【防治】　尽量避免日晒及紫外线照射，局部可用防晒剂。恶变应及时切除。做好遗传咨询和产前诊断。

4. 红斑狼疮

【临床表现】　此病有盘状红斑狼疮和系统性红斑狼疮两种类型。盘状红斑狼疮主要表现皮肤损害，早期为淡红色斑疹或略带水肿的小丘疹，逐渐向四周扩大，形成边缘略高起、中央微凹陷、类似碟盘样的损害，表面附有黏着性鳞屑，用力剥离鳞屑可见其下有角质栓，并于剥离面可见毛囊口扩大。后期损害中央逐渐萎缩，伴有色素沉着或色素减退，并可见毛细血管扩张。皮损好发部位有面颊、鼻梁、下唇、耳、头皮等。系统性红斑狼疮常为多系统多脏器损害，以皮肤损害最早、最突出，后累及肾、心等各脏器。

【遗传规律】　多基因遗传。

【诊断】　依典型的蝶形红斑或盘状红斑损害诊断。某系统受损时，还可根据临床表现和实验室检查做综合分析。

【防治】　避免日光曝晒，对症采用不同的药物。

5. 银屑病

【临床表现】　俗称牛皮癣，是一种具有特征性的脱屑性并易于反复发作、过度增殖性的慢性皮肤病。临床上分寻常型、脓疱型、关节病型、红皮病型四类。寻常型为最多见一型，症状一般呈针头至绿豆大的鲜红色丘疹、斑疹，略高出皮肤平面，境界清楚，表面覆有多层银白色鳞屑，皮疹逐渐扩大时，周边绕以红晕，且相互融合为大片，呈地图状。除鳞屑可见有半透明的薄膜，刮去薄膜可见有点状出血现象。皮疹可累及全身。

【遗传规律】　多数认为是多基因遗传。

【诊断】　根据病史、临床表现可确诊。

【防治】　避免各种诱发因素和各种刺激性较强、毒性较大的药物，对症治疗。

6. 色素失禁症

【遗传规律】　X 连锁显性遗传。

7. 外胚层发育不良

【遗传规律】　X 连锁隐性遗传或常染色体显性遗传。

8. 斑秃

【遗传规律】　常染色体显性遗传。

第十一节　骨骼系统

1. 软骨发育不全

【临床表现】　本病表现为头大，鼻梁扁平，前额突出，下颌前凸，臀部后翘。躯干近于正常，四肢短精，关节松弛，常见膝内翻和弓形腿畸形。一般智力。

【遗传规律】 常染色体显性遗传。

【诊断】 根据典型的临床表现及 X 线检查易诊断。

【防治】 宜限制患者生育，产前诊断预防。本病无特殊治疗方法。

2. 多指（趾）

【临床表现】 多指（趾）大多位于小指（趾）尺侧，其次位于拇指（趾）桡侧。常可分软组织型、外形完整型、近乎正常型三类。

【遗传规律】 常染色体显性遗传。

【诊断】 外观即可诊断，X 线检查准确确定。

【防治】 可手术切除赘生指。

3. 并指（趾）症

【临床表现】 本病是指与指（趾与趾）合并共同生长，有软组织并指（趾）和骨骼并指（趾）。以第 3、4 指（趾）多见，拇指（趾）与其他指（趾）合并少见。

【遗传规律】 常染色体显性遗传。

【诊断】 外观即可初诊，术前需 X 线检查。

【防治】 影响功能者做手术分开，一般学龄前后为宜。

4. 甲-髌综合征

【临床表现】 本病具有典型四联畸形，表现为拇指、食指指甲萎缩，角化不全，纵裂甚至无指甲；髌骨发育不全或缺如；肘关节畸形，桡骨小头、肱骨髁不对称发育、脱位及旋转障碍；髂骨畸形，外张和突出。

【遗传规律】 常染色体显性遗传。

【诊断】 X 线检查和临床症状可确诊。

【防治】 无特殊治疗法，可手术矫形。

5. 抗维生素 D 性佝偻病

【临床表现】 本病由于肾小管对磷酸盐重吸收障碍导致骨骼发育不良。一般出生后 6～12 个月出现症状，患儿出牙晚，颅骨畸形，下肢进行性弯曲，膝内翻或外翻，骨骼畸形，髌内翻和胫骨扭曲，步态摇曳。成人表现骨软化症，骨骼畸形，身材矮小，下肢弯曲，关节周围过度生长致使关节活动受限。伴有佝偻病或骨质疏松症各种表现。

【遗传规律】 X 连锁显性遗传。

【诊断】 血磷低，血钙正常，尿磷多。X 线检查呈明显佝偻病及骨软化表现。

【防治】 补充特大剂量维生素 D，避免生男孩，选择无明显骨骼疾病女孩。

6. Marfan 综合征

【遗传规律】 常染色体显性遗传。

7. 短指

【遗传规律】 常染色体显性遗传。

第十二节 眼、耳、口腔

1. 高度近视

【临床表现】 本病指屈光度数高为-6.0D以上的近视，除少数先天性外，一般在儿童、少年期起病，多为双侧性，表现为近视，远视力减退，并进行性加重，眼底呈豹纹状，视乳头颞侧弧形斑，可有玻璃样浑浊，眼底萎缩斑。并发黄斑出血、视网膜脱离、开角型青光眼、白内障等症。

【遗传规律】 常染色体隐性遗传。

【诊断】 根据眼屈光度，眼轴明显延长，眼底萎缩变性可确诊。

【防治】 戴近视镜或角膜接触镜矫正视力，婚育需遗传咨询。

2. 先天性白内障

【临床表现】 本病具有遗传异质性与表型模拟。主要表现晶状体先天性灰白色浑浊，视力减退。浑浊程度因部位不同而类型不一。

【遗传规律】 常染色体显性遗传为多数，少数为常染色体隐性遗传。

【诊断】 直接眼部检查诊断。

【防治】 根据家系判断遗传方式做出遗传咨询。一般影响视力者可通过手术治疗改善视力。

3. 视网膜母细胞瘤

【临床表现】 本病又称黑矇猫眼，是儿童期最常见的恶性肿瘤之一。一般见于幼儿，单侧者较多。病情发展过程可分：①眼内生长期。眼底可见黄白色斑状隆起，逐渐充满玻璃体。②眼内压增高期。出现头痛、眼痛、结膜充血、角膜水肿等青光眼症状。进一步眼球膨大，角膜变大，形成"牛眼"或巩膜葡萄肿。③眼外扩展期。肿瘤沿视神经向颅外蔓延或钻出眼外呈烂肉状。④全身转移期。经淋巴管或血液循环转移全身，至死亡。

【遗传规律】 一般单侧性为非遗传性，双侧性为常染色体显性遗传。

【诊断】 早期无明显症状；细心观察眼底可诊断；晚期依症状可确诊。

【防治】 遗传咨询、产前诊断。对患者进行手术，结合放化疗。

4. 先天性原发性眼球震颤

【临床表现】 本病指不伴有其他明显眼病的先天性眼球震颤。震颤为水平方向，且不自主快速往返转动。视力正常或轻度减退。伴有其他先天性眼病时，则视力障碍。

【遗传规律】 有遗传异质性，主要为常染色体显性遗传，也有常染色体隐性遗传及X连锁隐性遗传。

【诊断】 眼球震颤可直接确诊。

【防治】 根据家系调查，判断遗传方式，进行遗传咨询。部分病例可手术治疗改善视力，但治疗困难。

5. 红绿色盲和色弱

【临床表现】 红绿色盲是对红色和绿色分辨困难，红绿色弱是障碍较轻。

【遗传规律】 X连锁隐性遗传。

【诊断】 色盲检查。

【防治】 无须治疗，也无特殊疗法。

6. 先天性聋哑

【临床表现】 先天性的严重听力障碍，主要为感音性聋，不能学习说话，导致既聋又哑。

【遗传规律】 有遗传异质性与表型模拟。遗传的大多为常染色体隐性遗传，少数为常染色体显性或 X 连锁隐性遗传。

【诊断】 需与后天感染或药物中毒造成的耳聋区别。

【防治】 针刺疗法，配合语言训练，进行遗传咨询。

7. 唇裂

【临床表现】 唇裂可分为单侧或双侧，也可为完全性或不完全性唇裂，完全性的通常伴有腭裂。

【遗传规律】 多属多基因遗传。

【诊断】 临床症状易确诊。

【防治】 可手术修复。

8. 腭裂

【临床表现】 腭裂可为单侧和双侧，有的还可累及软腭或同时累及硬腭。

【遗传规律】 多基因遗传，可也为其他病伴随症状。

【诊断】 临床症状明显可确诊。

【防治】 1 岁左右宜手术治疗。

9. 遗传性牙釉质发育不全

【临床表现】 患者牙釉质发育不良，其硬度较常人的软，抗磨能力差，牙表面粗糙不平，呈条状、窝状缺陷。牙冠表面有部分釉质消失，牙齿逐年磨损容易碎裂，严重者牙尖萎缩。

【遗传规律】 常染色体显性遗传。

【诊断】 根据症状诊断。

【防治】 无特殊治疗方法。

10. 先天性无虹膜

【遗传规律】 常染色体显性遗传。

11. 视网膜色素变性

【遗传规律】 具异质性，有常染色体隐性遗传、常染色体显性遗传、X 连锁隐性遗传等多种遗传方式。

12. 原发性青光眼

【遗传规律】 多为基因遗传，也可为常染色体显性遗传或隐性遗传。

13. 牙本质缺陷

【遗传规律】 常染色体显性遗传。

第十三节　遗传性代谢病

1. 苯丙酮尿症

【临床表现】 患儿出生时正常，至出生 3～4 个月后开始出现大脑发育受损，以后逐渐加重。100％致中度智力低下。尿、汗中有特殊的霉臭气味。90％以上患儿毛发发黄、少光泽，肤白，易患湿疹。

【遗传规律】 常染色体隐性遗传。

【诊断】 实验室检查苯丙氨酸升高，尿三氯化铁阳性。典型临床症状及生化改变不难诊断。

【防治】 在患儿出生 3 个月内限制含苯丙氨酸食物的摄入。以后进行饮食限制至少到 6

岁，最好终身限制。产前诊断和遗传咨询。

2. 尿黑酸尿症

【临床表现】　患儿尿静置或碱化后变黑。年老患者尿黑酸在组织中沉积，尤其在软骨和关节内，形成黄褐斑或变性关节炎。

【遗传规律】　常染色体隐性遗传。

【诊断】　尿中可分离出尿黑酸，尿静置呈黑色，皮肤有特征性的黄褐斑。

【防治】　限制苯丙氨酸和酪氨酸摄入，口服大量维生素 C。

3. 糖原贮积病

【临床表现】　本病是由于糖原降解代谢障碍所引起的一组疾病，依缺陷酶不同可分 12 型，临床表现是由于结构正常或异常的糖原主要在肝、肌肉、肾脏、心脏中过多贮积。也可有低血糖、血脂成分以及乳酸含量的改变。

【遗传规律】　多为常染色体隐性遗传。

【诊断】　根据肝糖原含量和酶分析诊断。

【防治】　仅对症治疗，无特异性治疗方法。

4. 半乳糖血症

【临床表现】　患儿出生时正常，乳类喂养数月后，即出现呕吐或腹泻。1 周后逐渐出现肝大、黄疸、腹水和白内障，数月后出现明显智力低下，大多数于新生儿期因感染死亡。

【遗传规律】　常染色体隐性遗传。

【诊断】　实验室检查患者细胞内转移酶活性，血和尿中半乳糖浓度。对于诊断不能确定者，分析红细胞中半乳糖-1-磷酸的含量。

【防治】　停用乳类食物，改用谷类或代乳粉、蛋、肉、水果等喂养，可进行产前诊断、新生儿筛查。

5. 自毁容貌综合征

【临床表现】　本病是嘌呤代谢中发生了酶缺失引起。患儿出生后出现低血压、虚弱、呕吐；进而出现肌张力亢进，肌强直，剪形腿；伴有舞蹈症和癫痫样发作。2～3 岁开始强制吃咬自己的手指、嘴唇和口腔黏膜。多数患儿有泌尿系统疾病和智力低下。

【遗传规律】　X 连锁隐性遗传。

【诊断】　尿酸浓度高，相应酶浓度低。

【防治】　避免吃嘌呤类食物，改善血液、泌尿系统症状。

6. 肝豆状核变性

【临床表现】　又称 Wilson 病，是由于铜代谢障碍导致铜在组织中过度堆积而引起的一种疾病，主要表现在肝脏损害，可出现肝脾肿大、黄疸及腹水，严重者有昏迷、谵妄。神经系统表现手足震颤，步态不稳，语言不清，吞咽困难，癫痫发作。肾脏出现肾小管重吸收功能障碍。大部分患者有角膜色素环。

【遗传规律】　常染色体隐性遗传。

【诊断】　根据肢体震颤、无其他原因的肝硬化、90％患者发现有角膜色素环可诊断，可进行血清铜、尿铜、血清铜蓝蛋白的氧化酶活性等生化检验确诊。

【防治】　促进铜的排泄，减少铜的吸收。对症治疗，遗传咨询。

7. 白化病

【遗传规律】 常染色体隐性遗传。

8. 家族性脂蛋白缺乏症

【遗传规律】 常染色体隐性遗传。

9. 黏多糖沉积病

【遗传规律】 常染色体隐性遗传。

10. 痛风

【遗传规律】 遗传类型复杂，有多基因遗传、常染色体显性遗传、常染色体隐性遗传以及 X 连锁隐性遗传。

实验内容

实验一　显微镜的使用及细胞分裂的显微观察

【目的要求】

1. 掌握光学显微镜的结构、功能及使用方法。
2. 熟悉细胞有丝分裂过程中染色体的变化和特点。
3. 熟悉减数分裂过程中染色体的变化和特点。
4. 掌握有丝分裂和减数分裂的区别。

【实验用品】

显微镜、擦镜纸、洋葱根尖切片、蝗虫精巢减数分裂标本片、有丝分裂和减数分裂的模型。

【实验内容】

一、显微镜的结构和使用方法

（一）显微镜的主要构造

普通光学显微镜的构造主要分为三部分：机械部分、照明部分和光学部分。

1. 机械部分

（1）镜座　是显微镜的底座，用以支持整个镜体。

（2）镜柱　是镜座上面直立的部分，用以连接镜座和镜臂。

（3）镜臂　一端连于镜柱，一端连于镜筒，是取放显微镜时手握部位。

（4）镜筒　连在镜臂的前上方，镜筒上端装有目镜，下端装有物镜转换器。

（5）物镜转换器（旋转器）　接于棱镜壳的下方，可自由转动，盘上有 3～4 个圆孔，是安装物镜部位。转动转换器，可以调换不同倍数的物镜。当听到碰叩声时，方可进行观察，此时物镜光轴恰好对准通光孔中心，光路接通。

（6）镜台（载物台）　在镜筒下方，形状有方、圆两种，用以放置玻片标本，中央有一通光孔，我们所用的显微镜其镜台上装有玻片标本推进器（推片器），推进器左侧有弹簧夹，用以夹持玻片标本，镜台下有推进器调节轮，可使玻片标本做左右、前后方向的移动。

（7）调节器　是装在镜柱上的大小两种螺旋，调节时使镜台做上下方向的移动。

① 粗调节器（粗螺旋）。大螺旋称粗调节器，移动时可使镜台做快速和较大幅度的升降，所以能迅速调节物镜和标本之间的距离使物象呈现于视野中，通常在使用低倍镜时，先用粗调节器迅速找到物象。

② 细调节器（细螺旋）。小螺旋称细调节器，移动时可使镜台缓慢地升降，多在运用高倍镜时使用，从而得到更清晰的物象，并借以观察标本的不同层次和不同深度的结构。

2. 照明部分

装在镜台下方，包括反光镜、集光器。

（1）反光镜　装在镜座上面，可向任意方向转动，它有平、凹两面，其作用是将光源光线反射到聚光器上，再经通光孔照明标本。凹面镜聚光作用强，适于光线较弱的时候使用，平面镜聚光作用弱，适于光线较强时使用。

（2）集光器（聚光器）　位于镜台下方的集光器架上，由聚光镜和光圈组成，其作用是把光线集中到所要观察的标本上。

① 聚光镜。由一片或数片透镜组成，起汇聚光线的作用，加强对标本的照明，并使光线射入物镜内，镜柱旁有一调节螺旋，转动它可升降聚光器，以调节视野中光亮度的强弱。

② 光圈（虹彩光圈）。在聚光镜下方，由十几张金属薄片组成，其外侧伸出一柄，推动它可调节其开孔的大小，以调节光量。

3. 光学部分

（1）目镜　装在镜筒的上端，通常备有 2～3 个，上面刻有 5×、10× 或 15× 符号以表示其放大倍数，一般装的是 10× 的目镜。

（2）物镜　装在镜筒下端的旋转器上，一般有 3～4 个物镜，其中最短的刻有 "10×" 符号的为低倍镜，较长的刻有 "40×" 符号的为高倍镜，最长的刻有 "100×" 符号的为油镜，此外，在高倍镜和油镜上还常加有一圈不同颜色的线，以示区别。在物镜上，还有镜口率（N.A.）的标志，它反映该镜头分辨力的大小，其数字越大，表示分辨率越高，各物镜的镜口率如下：

物镜	镜口率（N.A.）	工作距离/mm
10×	0.25	5.40
40×	0.65	0.39
100×	1.30	0.11

工作距离是指显微镜处于工作状态（物象调节清楚）时物镜的下表面与盖玻片（盖玻片的厚度一般为 0.17mm）上表面之间的距离，物镜的放大倍数愈大，它的工作距离愈小。

显微镜的放大倍数是物镜的放大倍数与目镜的放大倍数的乘积，如物镜为 10×，目镜为 10×，其放大倍数就为 $10×10＝100$。

（二）显微镜的使用方法

1. 低倍镜的使用方法

（1）取镜和放置　显微镜平时存放在柜或箱中，用时从柜中取出，右手紧握镜臂，左手托住镜座，将显微镜放在自己左肩前方的实验台上，镜座后端距桌边 3～6cm 为宜，便于坐着操作。

（2）对光　用拇指和中指移动旋转器（切忌手持物镜移动），使低倍镜对准镜台的通光孔（当转动听到碰叩声时，说明物镜光轴已对准镜筒中心）。打开光圈，上升集光器，并将反光镜转向光源，以左眼在目镜上观察（右眼睁开），同时调节反光镜方向，直到视野内的光线均匀明亮为止。

（3）放置玻片标本　取一玻片标本放在镜台上，一定使有盖玻片的一面朝上，切不可放反，用推片器弹簧夹夹住，然后旋转推片器螺旋，将所要观察的部位调到通光孔的正中。

（4）调节焦距　以左手按逆时针方向转动粗调节器，使镜台缓慢地上升至物镜距标本片约 5mm 处，应注意在上升镜台时，切勿在目镜上观察。一定要从右侧看着镜台上升，以免上升过多，造成镜头或标本片的损坏。然后，两眼同时睁开，用左眼在目镜上观察，左手顺时针方向缓慢转动粗调节器，使镜台缓慢下降，直到视野中出现清晰的物像为止。

如果物象不在视野中心，可调节推片器将其调到中心（注意移动玻片的方向与视野物象移动的方向是相反的）。如果视野内的亮度不合适，可通过升降集光器的位置或开闭光圈的大小来调节，如果在调节焦距时，镜台下降已超过工作距离（＞5.40mm）而未见到物象，说明此次操作失败，则应重新操作，切不可心急而盲目地上升镜台。

2. 高倍镜的使用方法

（1）选好目标 一定要先在低倍镜下把需进一步观察的部位调到中心，同时把物象调节到最清晰的程度，才能进行高倍镜的观察。

（2）转动转换器调换成高倍镜头 转换高倍镜时转动速度要慢，并从侧面进行观察（防止高倍镜头碰撞玻片），如高倍镜头碰到玻片，说明低倍镜的焦距没有调好，应重新操作。

（3）调节焦距 转换好高倍镜后，用左眼在目镜上观察，此时一般能见到一个不太清楚的物像，可将细调节器的螺旋逆时针移动 0.5～1 圈，即可获得清晰的物像（切勿用粗调节器）。

如果视野的亮度不合适，可用集光器和光圈加以调节，如果需要更换玻片标本时，必须顺时针（切勿转错方向）转动粗调节器使镜台下降，方可取下玻片标本。

3. 油镜的使用方法

① 在使用油镜之前，必须先经低、高倍镜观察，然后将需进一步放大的部分移到视野的中心。

② 将集光器上升到最高位置，光圈开到最大。

③ 转动转换器，使高倍镜头离开通光孔，在需观察部位的玻片上滴加一滴香柏油，然后慢慢转动油镜，在转换油镜时，从侧面水平注视镜头与玻片的距离，以使镜头浸入油中而又不压破载玻片为宜。

④ 用左眼观察目镜，并慢慢转动细调节器至物象清晰为止。如果不出现物象或者目标不理想要重找，在加油区之外重找时应按：低倍→高倍→油镜程序。在加油区内重找应按：低倍→油镜程序，不得经高倍镜，以免油沾污镜头。

⑤ 油镜使用完毕，先用擦镜纸沾少许二甲苯将镜头上和标本上的香柏油擦去，然后再用擦镜纸擦干净。

（三）显微镜使用的注意事项

① 持镜时必须是右手握臂、左手托座的姿势，不可单手提取，以免零件脱落或碰撞到其他地方。

② 轻拿轻放，不可把显微镜放置在实验台的边缘，以免碰翻落地。

③ 保持显微镜的清洁，光学和照明部分只能用擦镜纸擦拭，切忌口吹、手抹或用布擦，机械部分用布擦拭。

④ 水滴、酒精或其他药品切勿接触镜头和镜台，如果沾污应立即擦净。

⑤ 放置玻片标本时要对准通光孔中央，且不能反放玻片，防止压坏玻片或碰坏物镜。

⑥ 要养成两眼同时睁开的习惯，以左眼观察视野，右眼用以绘图。

⑦ 不要随意取下目镜，以防止尘土落入物镜，也不要任意拆卸各种零件，以防损坏。

⑧ 使用完毕后，必须复原才能放回镜箱内，其步骤是：取下标本片，转动旋转器使镜头离开通光孔，下降镜台，平放反光镜，下降集光器（但不要接触反光镜），关闭光圈，推片器回位，盖上绸布和外罩，放回实验台柜内。最后填写使用登记表。（注：反光镜通常应垂直放，但有时因集光器没提至应有高度，镜台下降时会碰坏光圈，所以这里改为平放。）

二、观察洋葱根尖细胞的有丝分裂

洋葱细胞有 16 条染色体。

① 用低倍镜选取分裂期的细胞。

② 用高倍镜仔细观察各期特征。

前期：细胞核膨大，核膜、核仁消失，染色质变成染色体。

中期：染色体排列在赤道板上或染色体均匀分散。

后期：染色体分成两群，移向两极。

早末期：染色体形态模糊不清，且分为两部分。

后末期：清楚地看到两个细胞核或两个细胞形成。

三、观察蝗虫精巢减数分裂标本片（示教）

雄蝗虫精巢中的精母细胞经过减数分裂，形成了单倍数染色体的精子。

1. 找到分裂相

在一个标本中，可见到不同细胞中处于减数分裂各时期的分裂相。先用低倍镜找到分裂相，再转换高倍镜确认所属时期，观察染色体的形状，由精小管游离端向近输精管端依次观察各期特点。

2. 减数分裂各期染色体的主要形态变化特点

第一次减数分裂包括前期Ⅰ、中期Ⅰ、后期Ⅰ、末期Ⅰ四个时期。

（1）前期Ⅰ 时间较长，染色体变化复杂，可分为5个时期。

细线期：细胞核较大，染色体细长，绕成一团，难分辨。

偶线期：同源染色体开始靠拢配对（联会）形成二价体，配对时先从染色体一端开始，然后扩展到整条染色体。

粗线期：配对的染色体缩短变粗，姐妹染色单体可见配对的同源染色体形成四分体，同源非姐妹染色单体之间出现交叉。

双线期：同源染色体开始分开，但交叉部位仍在一起。

终变期：染色体变得更粗短，核仁、核膜消失。

（2）中期Ⅰ 各二价体排列在赤道面上，形成赤道板，纺锤体出现。

（3）后期Ⅰ 配对的同源染色体分开，分别移向两极，其中一组是11条染色体，另一组是11＋X，出现了染色体减半现象。

（4）末期Ⅰ 染色体到达两极，形成染色质，核膜、核仁出现，细胞膜中部缢缩，形成2个次极精母细胞。

第二次减数分裂的过程与有丝分裂相似。

通过两次分裂，一个初级精母细胞形成4个精细胞。精细胞经过变态形成精子。

【实验报告】

1. 绘出洋葱根尖细胞有丝分裂的前期、中期、后期和末期四个时期的形态简图，标明各分裂时期及图中各主要部分的名称。

2. 绘制动物生殖细胞的减数分裂图，标明细胞分裂时期及主要部分名称。

实验二 人类非显带染色体核型分析

【目的要求】

1. 掌握人类染色体的形态数目和分组特征。

2. 学会染色体计数和性别鉴定方法。

3. 掌握正常人体细胞染色体非显带核型的分析方法。

【实验原理】

人类非显带染色体核型分析是染色体研究中的基本方法。它可根据染色体数目、结构进行核型分析，而对染色体病患者做出初步的诊断。可在显微镜下直接做出判断，也可进行显微照相，后者经冲洗、放大后，根据照片进行分析。人类染色体的命名是国际上统一的。按照染色体的长度和着丝粒的位置，将染色体依次排列、编号、分组。将22对常染色体分为A、B、C、D、E、F、G 7个组。X染色体编入C组，Y染色体编入G组。

【实验用品】

剪刀、镊子、剪贴纸、尺子、胶水、铅笔、橡皮、正常人外周血淋巴细胞非显带中期分裂相染色体照片（实验图2-1）。

【实验内容】

一、正常人体细胞染色体的观察与计数

正常人每一个体细胞都含有46条染色体，可根据照片上的染色体的自然分布，划分为几个区域，便于染色体计数。

二、染色体大小及着丝粒位置判断

着丝粒是分辨非显带染色体的一个重要指标。要会分中央、亚中央、近端着丝粒染色体。

三、性别判断

经常根据最小的近端着丝粒染色体的数量判断性别。由于Y染色体的大小及着丝粒位置介于G组。因而，如观察到G组样染色体5条即可初步判断为男性，如仅为4条即可初步判断为女性。这是一简捷、快速判断性别的方法。

四、非显带染色体核型分析

在染色体照片观察、计数、性别判断后将照片上的染色体按其轮廓，诸个全部剪下。并将剪下的染色体摆放在已划线的报告纸（附表1）上。按照非显带染色体的分组特点（实验表2-1）配对、分组、排列。排放时短臂朝上，长臂朝下，着丝粒位于虚的横线上。分组排列摆放，经分析无误后，方可涂上胶水贴在报告纸上。并按国际标准描述分析核型。

实验表 2-1　正常人类染色体各组的主要形态特征

组号	染色体号	形态大小	着丝粒位置	随体	次级缢痕	鉴别程度
A	1～3	最大	1、3中央，2亚中	无	1号常见	易
B	4～5	次大	亚中	无	少见	不易
C	6～12＋X	中等	亚中	无	9号常见	难
D	13～15	中等	近端	有	少见	难
E	16～18	小	16中央，17、18亚中	无	16号常见	中等
F	19～20	次小	中央	无	少见	不易
G	21～22＋Y	最小	近端	21、22有，Y无	少见	难

【注意事项】

1. 按染色体轮廓剪成长方形，以便排列、配对和粘贴。

2. 操作时，防染色体被吹跑遗失。

3. 剪贴时应注意一对染色体要排列紧密，不要有间隙，而每对之间要有间隔。着丝粒要排列在横线上。

4. 将性染色体排列在 G 组旁边。

【实验报告】

1. 剪贴一张正常人体细胞非显带中期分裂相染色体照片。

2. 做出性别诊断并写出核型。

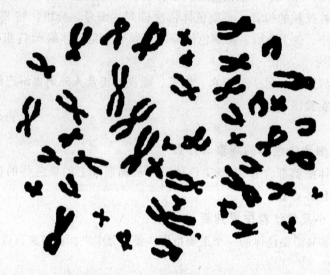

实验图 2-1　人体细胞非显带染色体

实验三　人类正常皮肤纹理的观察和分析

【目的要求】

1. 了解正常人的皮肤纹理特点及其临床意义。

2. 掌握皮肤纹理的检查方法。

【实验原理】

皮肤纹理简称皮纹，是指人体的手、脚掌面具有的特定的纹理表现。真皮乳头向表皮突起，形成许多排列整齐、平行的乳头线，此线又称嵴纹。嵴纹之间的凹陷称为皮沟。嵴纹和皮沟就组成了人的皮纹。人的皮纹在胚胎发育第 13 周开始至第 19 周基本形成，出生后终身不变。它是遗传因素与环境因素共同作用的结果，人体的皮纹既有个体的特异性，又有高度的稳定性。近年来，发现某些染色体病、先天性代谢病及器官形成缺陷的患者皮纹发生变异，通过皮纹检查可作为某些遗传病诊断的辅助指标。

【实验用品】

放大镜、印油、白纸、直尺、铅笔、量角器、碎块海绵。

【实验内容】

一、皮纹资料的索取——印油或油墨印取法

① 将红色印油适量倒入瓷盘的海绵小块上，混匀，再把白纸平铺于桌或玻璃上，准备取印。

② 洗净手并晾干，镊子夹取海绵块涂抹全掌，掌面获得均匀的印油。

③ 先将掌腕线放在白纸上，从后向前依掌、指顺序放下，手指自然分开，以适当的压力尽量将全掌的各部分均匀地印在白纸中央。提起手掌时，先将指头翘起，而后是掌和腕面，可获得满意的全掌皮纹。

④ 滚转法印取指纹，将印好掌纹的纸移至桌边或玻璃板边缘，然后在对应的手掌下方取指尖纹。左右手取印的指头伸直，其余四指弯曲，逐个由外向内滚转，以便将指尖两侧皮纹印上。滚转时用力轻而均匀，指纹才能清晰。

二、皮肤纹理的分析

1. 指纹分析

手指末端腹面的皮纹称为指纹。根据纹理的走向和三叉点的数目，可将指纹分为三种类型：弓形纹、箕形纹、斗形纹。对指印进行观察，辨别十个手指的指纹类型，并记录。

2. 嵴线计数

(1) 指嵴线计数　弓形纹没有中心点和三叉点，其计数为零。箕形纹的嵴线计数是从指纹中心点向三叉点用铅笔做一连线，计算经过连线的嵴线数。斗形纹有两个三叉点，由两个三叉点分别与中心点连线计算嵴线数的总数时，只计其中较大的一个数值。双箕斗嵴线计数时，分别将两中心点与各自的三叉点连线及两中心点连线，并将三条连线所经历的峭线数之和除以 2，所得数值为该指纹的嵴线数。

(2) 指纹嵴线总数（简称 TFRC）的计算　把十个指的嵴线数相加所得之和就是 TFRC 值。我国汉族男性 TFRC 值平均为 148.80 条，女性平均为 138.46 条。

3. 掌纹分析

三叉点及四条主线：由 2、3、4、5 指基部的三叉点 a、b、c、d 各引出一条主线，即 A 线、B 线、C 线、D 线。

atd 角：正常人手掌基部的大、小鱼际之间，具有一个三叉点，称轴三叉，用 t 表示。从指基部三叉点 a 和三叉点 d 分别画直线与三叉点 t 相连，即构成 atd 角。可用量角器测量角度的大小，我国正常人该角的平均值为 41°。

4. 手掌褶纹分析

正常人手掌褶纹主要有三条，分别是：远侧横褶纹、近侧横褶纹、大鱼际褶纹。若远侧横褶纹和近侧横褶纹完全愈合成一条即为通贯手，没完全愈合为变异类型。

【实验报告】

1. 观察并在印取掌纹上标明自己的指纹、掌纹、指褶纹和掌褶纹的类型。

2. 计数指嵴纹总数（TFRC）。

3. 测量双手的 atd 角并观看是否为通贯手。

实验四　人类常见遗传性状调查分析

【目的要求】

1. 掌握人类一些常见的遗传性状。

2. 了解和熟悉遗传学研究中基本的统计方法和数据处理。

3. 学会遗传性状的系谱绘制。

【实验条件】

学生可以对自己遗传性状进行自测和互测。利用业余时间对自己的直系或旁系亲属进行调查，统计调查结果并绘制系谱。可以从实验内容中选择一种或几种进行调查。

【实验内容】

（1）发际　着生头发区域的前边缘。在前额中央，发际向脑门处有一突出，这是由显性基因决定的，发际平齐的为隐性。选择人的卷舌、发涡旋转方向、达尔文耳点、寡妇尖、反迭舌、拇指端关节外展等遗传性状，或其他遗传病进行调查分析。

（2）发旋　俗称"顶"。头发在顶部向右旋是由显性基因决定，左旋为隐性。实验前要求学生查阅相关资料，学会各种所选人类遗传性状的识别，写出实验设计方案，由指导老师做可行性分析，确定可行后方可进行实验。

（3）眼睑　俗称"眼皮"。双眼皮的形成由显性基因决定，单眼皮由隐性基因决定。若经过手术处理的要以原眼皮为准。对遗传病的调查分析，要进行系谱分析，确定该病的遗传方式；对上述提到的常见人类遗传性状，选一个性状进行家系调查，做系谱分析。

（4）眼色　即虹膜的颜色。虹膜里面是黑色，但表面有褐色素，表里相映显示出有茶色和黑色的区别。褐色素越多眼色越黑。茶色为显性基因控制，黑色为隐性基因控制。通过调查，收集数据并分析，得出各种遗传性状的遗传方式。

（5）耳垂　耳垂下悬，与头连接处向上凹陷，为显性基因控制。耳垂贴在头部耳轮一直向下延续到头部，为隐性基因所控制。

（6）舌头　舌两边抬高，舌中部下垂卷成如同英文字母 U 型。能卷的是显性，不能卷的是隐性。

（7）惯用左手　俗称"左撇子"。即习惯用右手为显性，习惯用左手为隐性。

（8）食指与无名指　食指与无名指之间的长短关系表现为伴性遗传，控制基因位于 X 染色体上。食指短于无名指是隐性基因决定。检查方法是在白纸上画一横线，手掌向下放于纸上，使中指指尖方向与横线垂直，无名指指尖与横线相齐，看此时食指指尖是在横线的上方还是下方。

（9）小指　将两手自然平放在桌上，肌肉放松，小指最末关节此时向无名指方向弯曲的为显性基因决定，不能弯曲的为隐性。

【实验报告】

1．根据以上遗传性状自测和互测填写实验报告表，见附表 2。

2．利用业余时间以上述一种性状进行家系调查，绘制一份家系谱，并分析、讨论，得出结论。

实验五　人类遗传病（观看录像）

【目的要求】

1．了解各种常见遗传病的症状及患者体征。

2．了解常见遗传病的发病原因。

【实验内容】

观看遗传病电教片。

实验六　遗传咨询

【目的要求】

1. 通过对单基因病的系谱分析，掌握系谱分析的一般方法。
2. 掌握遗传病再发风险的估计方法。
3. 熟悉遗传咨询的一般过程。

【实验原理】

遗传咨询也为"遗传商谈"，它应用遗传学和临床医学的基本原理和技术，与遗传病患者及其亲属以及有关社会服务人员讨论遗传病的发病原因、遗传方式、诊断、治疗和预后等问题，解答来访者所提出的有关遗传学方面的问题，并在权衡对个人、家庭、社会的利弊的基础上，给予婚姻、生育、防治、预防等方面的医学指导。遗传咨询一般包括下列几个步骤：①询问、查体、实验室检查、收集家族史，绘出系谱图。②依据第一步获得的资料以及实验室的检查结果，判断某病是否为遗传病。③根据系谱分析判断遗传病的传递方式或可能的传递方式。④回答患者及有关人员所提出的各种遗传学问题，例如该遗传病的产生原因、诊断、预防、治疗及再发风险的估计等问题。⑤与患者及家属商谈，并帮助他们做出恰当的选择和确定最佳措施。遗传咨询是减少遗传病患儿出生的有效方法，对降低遗传病的群体发病率、优化人类的遗传素质具有重要意义。遗传咨询可分为以下几个方面：

（1）婚前咨询　一般具有遗传病家族史者、近亲婚配者及患者、提出能否结婚，婚后后代可否发病或对后代有无影响，能否预防和治疗等问题，要求指导。

（2）孕前咨询　包括最佳生育年龄及受孕时机、孕前的心理和生理准备、有患儿的再发风险如何，是患者的可否生育、预防方法和措施，如何达到优生等问题。

（3）产前咨询　孕期如何保证胎儿正常发育，为了优生应注意些什么。

（4）患者咨询　所患遗传病的危害如何，能否治愈，对生活、婚姻、生育、就业有无影响等。

【实验内容】

① Rh$^-$ 血型的孩子可由 Rh$^+$ 或 Rh$^-$ 的双亲生出，但 Rh$^+$ 的孩子其父母至少有一人为 Rh$^+$ 血型，问哪一种血型是由显性基因决定的？

② 实验图 6-1 是一个白色额发（头发中有一绺白色的额发）的系谱，请根据系谱判断白色额发的遗传方式。

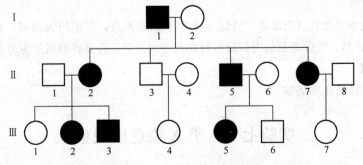

实验图 6-1　白色额发的系谱

③ 斑状角膜变性是一种遗传病，儿童期发病，由角膜中央浅层实质层的弥漫性浑浊逐渐累及全层，并扩展至角膜周边部。对视力损害极为严重，至 40 岁时即成盲目。有程度不同的畏光、流泪、异物感等刺激症状。实验图 6-2 是该患者的家系。

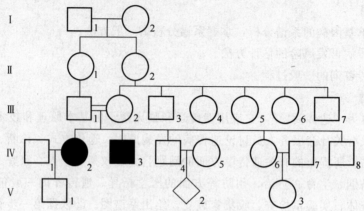

实验图 6-2 斑状角膜变性的系谱

a. 根据该系谱，判断此疾病的遗传方式。

b. Ⅳ 6 是杂合子的概率是多少？

c. 如果 Ⅴ 1 与 Ⅴ 3 结婚，那么他们第一个孩子有病的概率是多少？

d. 如果他们的第一个孩子已经出生，并已知患有此病，那么第二个孩子患病的概率是多少？

④ 下列母亲 a.～e. 有五个表型，每人生了一个孩子，孩子的表型已列出。父亲的基因型也已列出，问每个孩子的父亲是谁？

	母亲表型	孩子表型	父亲基因型
a.	$AMRh^+$	$OMRh^+$	(a) $I^A iL^M L^N rr$
b.	$BNRh^-$	$ONRh^-$	(b) $I^B iL^M L^N RR$
c.	$OMRh^-$	$AMNRh^+$	(c) $iiL^M L^N rr$
d.	$ANRh^+$	$ABMNRh^+$	(d) $iiL^M L^M rr$
e.	$ABMNRh^-$	$ABMRh^-$	(e) $I^A I^A L^M L^N RR$

⑤ 根据病例绘制系谱，并判断遗传方式，写出患者及其父母的基因型。

a. 有一女患者因惊厥就诊，其母代述：这是第 3 个孩子，她的两个哥哥和一个妹妹都很正常，这孩子刚生下来也正常，但随着年龄的增长，智力逐渐低下，毛发由黑逐渐变黄，肤色由深变浅。患者父母双方的三代人都未得过此病，但患者的父母是姑表兄妹。医生诊断孩子是苯丙酮尿症。

b. 一多指畸形男患者（先证者）就医要求手术，经调查，其姐姐为患者，妹妹正常，其父亲为患者，母亲正常。先证者叔父夫妇双方及其儿子均正常。先证者的祖父为患者，祖母正常。

【实验报告】

将上述各题做出正确答案。

实验七　人类 X 染色质观察

【目的要求】

1. 掌握 X 染色质标本的制备方法。
2. 能正确鉴别 X 染色质。
3. 熟悉性染色质检查的临床意义。

【实验原理】

莱昂假说认为：正常女性的两条 X 染色体中，只有一条有转录活性，另一条 X 染色体"失活"无转录活性，并在间期细胞核中螺旋呈异固缩状态，形成 X 染色质，也称 X 小体或巴氏小体。采取口腔黏膜细胞、绒毛细胞、羊水细胞等进行检查，在正常女性间期细胞核膜边缘常常可以观察到一个被碱性染料浓染的、直径 $1\mu m$ 左右的小体。X 小体的数目在女性中是性染色体数目减 1，正常女性细胞中有两条 X 染色体，所以仅有一个 X 小体，而具有三条 X 染色体的不正常女性，则有两个 X 小体。男性个体因只有一条 X 染色体，而不发生异固缩，因而没有 X 小体，但先天性睾丸发育不全的男性（核型为 47, XXY），在细胞核中也可见到 X 染色质。因此，可能通过 X 染色质数目的检查，鉴定胎儿的性别和性别畸形。

【实验用品】

显微镜、载玻片、消毒牙签、硫堇染液、擦镜纸、甲醇-冰醋酸（3：1）固定液、5mol/L HCl、香柏油、二甲苯。

【实验内容】

（1）取材　取口腔黏膜细胞。漱口 3～4 次后，用牙签从面颊部内侧黏膜刮取口腔黏膜细胞，将细胞涂于干净载玻片上，用签字笔写下序号，置于空气中自然干燥。

（2）固定

① 配固定液。按照甲醇：冰醋酸为 3：1 的比例配制固定液，置于染色缸中。

② 固定。将载玻片放入固定液中固定，10min 后取出，用吹风机吹干。

（3）分化　干燥后将载玻片放入盛有 1mol/L HCl 的染色缸中分化 10min。

（4）冲洗　用自来水冲洗玻片，再用蒸馏水冲洗一次。

（5）染色　将载玻片放入盛有硫堇的染色缸中静置 30min。

（6）冲洗　自来水冲洗载玻片，冲去多余的染液，用吹风机吹干。

（7）镜检　用油镜观察 X 染色质的形态，并检查 50 个"可计数细胞"，计数其中具有 X 染色质的细胞数。

可计数细胞的标准：a：核较大，轮廓清楚完整，无缺损、皱褶，染色清晰。

b：核质染色均匀，呈细网状或均匀颗粒状，无蜕变的深染大颗粒及细菌污染。

【实验报告】

记录实验步骤，绘图表示实验结果并计数 50 个可计数细胞，计算 X 染色质的阳性率。

附　硫堇染液的配制方法

① 饱和硫堇液　硫堇　　　　4g

50％酒精　　100ml

配成 100ml 硫堇液，与缓冲液混合前过滤。

② 缓冲液　　醋酸钠　　　　1.94g

巴比妥钠　　2.94g

加蒸馏水至 100ml（冰箱保存可用数日）。

③ 硫堇工作液　按下述次序逐一混合

        a：饱和硫堇液　　　　100ml

        b：0.1mol/L HCl　　　70ml

        c：缓冲液　　　　　　60ml

调 pH 至 5.7（此液冰箱保存可用数日）。

附　表

附　表　1

非显带染色体核型分析报告单

班级_____姓名_____学号_____

1	2	3	4	5
A			B	

6	7	8	9	10	11	12
C						

13	14	15	16	17	18
D			E		

19	20	21	22	性染色体
F		G		

实验结果	$2n$	常染色体	性染色体	核型描述:

附 表 2

人类遗传性状调查表

调查者性别：_____ 班级：_____ 班级总人数：_____

遗传性状类别	显性性状	是否	隐性性状	是否	班级显隐性数比	班级显性百分数
发际	前突		平齐			
发旋	右旋		左旋			
眼睑	双眼皮		单眼皮			
眼色	茶色		黑色			
耳垂	有耳垂		无耳垂			
舌头	能卷		不能卷			
食指与无名指	食指长于无名指		食指短于无名指			
小指	能向无名指弯曲		不能向无名指弯曲			

附 表 2

人类遗传性状调查表

调查者性别：＿＿＿＿ 班级：＿＿＿＿ 班级总人数：＿＿＿＿

遗传性状类别	显性性状	是否	隐性性状	是否	班级显隐性数比	班级显性百分数
发际	前突		平齐			
发旋	右旋		左旋			
眼睑	双眼皮		单眼皮			
眼色	茶色		黑色			
耳垂	有耳垂		无耳垂			
舌头	能卷		不能卷			
食指与无名指	食指长于无名指		食指短于无名指			
小指	能向无名指弯曲		不能向无名指弯曲			

练习题答案

第一章

一、填空题

1. 医学遗传学
2. 遗传病
3. 遗传 环境
4. 单基因病 多基因病 染色体病 线粒体遗传病 体细胞遗传病
5. 单基因病 多基因病
6. 数目 结构
7. 先天性疾病
8. 遗传
9. 遗传

二、单项选择题

1. C　2. B　3. A　4. B　5. A　6. B　7. C　8. C　9. C　10. D

第二章

一、填空题

1. 间期 分裂期
2. 一次细胞分裂结束后开始 下一次细胞分裂结束
3. G_1 S G_2 M
4. 前期 中期 后期 末期
5. 一 两 比较减半
6. 细胞的赤道板上
7. 前期 末期
8. 4 23
9. 一 两 4 只有母细胞的一半
10. 联会 前期的粗线期 减数分裂时，非姐妹染色单体间的交叉和交换 连锁互换
11. 粗面内质网 滑面内质网
12. 核小体 DNA 组蛋白
13. S 期
14. 同源染色体 分离律 非同源染色体 自由组合律
15. rRNA
16. 常染色质 性染色质
17. 溶酶体
18. 细胞膜内蛋白质合成的基地

19. 线粒体

20. 增殖期　生长期　成熟期　变形期

二、单项选择题

1. C　2. B　3. A　4. A　5. C　6. B　7. B　8. B　9. D　10. C　11. B　12. C
13. C　14. A　15. C　16. B　17. C　18. A　19. A　20. C

第三章

一、填空题

1. 三　中央着丝粒染色体　亚中着丝粒染色体　近端着丝粒染色体

2. 染色单体　姐妹染色单体

3. X 染色体数

4. 23　二倍体　$2n$

5. 46，XX　46，XY

6. X 染色质　Y 染色质

7. 随体

8. 显带技术

9. 整体显带　局部显带　Q 带　G 带　R 带　C 带　T 带　N 带　高分辨 G 带

10. 3 号　短臂 2 区 3 带的 1 亚带

11. 46　七　A　G

12. 性　亚中着丝粒　C　近端着丝粒　G

13. 染色体数目　染色体结构

14. 母亲年龄　物理因素　化学因素　生物因素　遗传因素

15. 整倍性改变　非整倍性改变

16. 双雄受精　双雌受精　核内复制　核内有丝分裂

17. 染色体不分离　丢失

18. 超二倍体　三体和多体　亚二倍体　单体

19. 缺失　倒位　重复　易位　等臂染色体

20. 一个男性细胞中 2 号染色体与 5 号染色体各分别在长臂的 2 区 1 带和 3 区 1 带断裂，互换断片后重接即易位

二、单项选择题

1. C　2. C　3. D　4. B　5. B　6. C　7. D　8. D　9. A　10. C　11. A　12. B
13. D　14. D　15. B　16. C　17. D　18. C　19. A　20. C

第四章

一、填空题

1. 核苷酸　磷酸　戊糖　碱基

2. 氢

3. $3',5'$ 磷酸二酯

4. $5' \to 3'$ 方向

5. $5' \to 3'$ 方向

6. 自我复制 决定性状 发生突变

7. GT-AG hnRNA 的剪接信号

8. 核 线粒体

9. 转录 翻译

10. 剪接 戴帽 加尾

11. 多向性 可逆性 有害性 稀有性

二、单项选择题

1. C 2. C 3. B 4. A 5. A 6. A 7. D 8. C 9. C 10. B

第五章

一、填空题

1. 两 三 九

2. 完全 不完全

3. 同源染色体的分离 非同源染色体的自由组合

4. 常染色体显性遗传病 常染色体隐性遗传病 X连锁显性遗传病 X连锁隐性遗传病 Y连锁遗传病

5. 不完全显性

6. 0 1

7. 0

8. 高

9. X^aX^a X^AX^a X

10. 延迟显性遗传

11. A B AB O

12. 增高

13. 都发病 都正常

14. 母亲 女儿 交叉遗传

15. 致病基因在常染色体上

二、单项选择题

1. C 2. C 3. C 4. D 5. B 6. C 7. D 8. B 9. A 10. C

第六章

一、填空题

1. 质量 数量

2. 一 多

3. 环境

4. 遗传度 遗传率 百分

5. 100%

6. 高 低 高

7. 微效

8. 累加效应

9. 遗传　环境

10. 阈值

二、单项选择题

1. D　2. C　3. C　4. B　5. C　6. B　7. D　8. A　9. B　10. D

第七章

一、填空题

1. 突变激活　易位激活　癌基因扩增　启动子插入

2. 癌基因　抑癌基因

3. 病毒癌基因　细胞癌基因

4. 良性肿瘤　恶性肿瘤

5. 增殖

6. 第二次突变　癌基因

7. 抑制细胞　负调节

8. 遗传性视网膜母细胞瘤　神经母细胞瘤　肾母细胞瘤　家族性结肠息肉病

9. 乳腺癌　肺癌　胃癌　子宫颈癌

10. 癌

二、单项选择题

1. A　2. D　3. B　4. C　5. D　6. B　7. D　8. D　9. C　10. C

第八章

一、填空题

1. 分子杂交　聚合酶链反应　DNA 测序　基因芯片技术

2. 婚前　孕前　产前

3. 去其所余　补其所缺　禁其所忌

4. 基因修正　基因替代　基因增强　基因抑制或基因失活　基因封条

5. 遗传学检查　生化检查　物理诊断

二、单项选择题

1. B　2. A　3. C　4. A　5. D　6. A　7. A　8. A　9. A　10. A　11. D

参 考 文 献

[1] 傅松滨. 医学遗传学. 北京：北京大学医学出版社，2009.

[2] 陈竺. 医学遗传学. 第 2 版. 北京：人民卫生出版社，2010.

[3] 姜炳正，彭凤兰. 医学遗传学. 上海：上海科学技术出版社，2008.

[4] 赵斌. 医学遗传学基础. 第 2 版. 北京：科学出版社，2010.

[5] 钟守琳，蔡斌. 医学遗传学. 第 2 版. 北京：高等教育出版社，2010.

[6] 左伋. 医学遗传学. 第 2 版. 北京：人民卫生出版社，2003.

[7] 王学民. 医学遗传学. 第 3 版. 北京：科学出版社，2012.

[8] 张丽华. 医学遗传学基础. 第 2 版. 北京：高等教育出版社，2011.

[9] 徐莉. 医学生物学. 上海：上海科学技术出版社，2001.

[10] 肖小芹. 医学细胞生物学与遗传学. 北京：高等教育出版社，2006.

[11] 康晓慧. 医学生物学. 北京：人民卫生出版社，2003.

[12] 黄健. 医学遗传学基础. 西安：第四军医大学出版社，2006.

[13] 丰慧根. 医学遗传学基础. 河南：郑州大学出版社，2008.